VIVIENDO CON ASPERGERS

Cómo Vivir una Vida Normal e Integrarte a la
Sociedad sin Dificultad si Tienes Síndrome de
Aspergers

KEITH DAVIDSON

Índice

Introducción

Seguramente alguna vez has oído sobre "El síndrome de Asperger." Quizá surgió en una plática con amigos o familia, o te lo habrás topado investigando en línea, en redes sociales, o mientras leías un artículo informativo.

Realmente, no es importante donde hayas escuchado el término, lo más probable es que no hayas entendido realmente qué era, o lo que significaba. Seguramente el concepto te generó muchas preguntas:

- ¿Qué es el síndrome de Asperger?
- ¿Qué lo causa?
- ¿Las personas con este síndrome pueden tener una relación?
- ¿Una persona debe tener todos los síntomas para poder ser diagnosticada?

- ¿Es necesario informarles a mis seres queridos que tengo Asperger's? ¿Cómo podría hacerlo?
- ¿Las personas con el síndrome pueden tener vidas felices?
- ¿Hay alguien que me pueda ayudar o a la persona que tiene el síndrome?

Tus dudas son válidas. Las personas con el síndrome, así como todos aquellos que los rodean, e incluso los científicos devotos a solucionar los misterios del Asperger's se han hecho estas mismas preguntas, y se aferran a encontrar las respuestas para poder enfrentarse a los problemas que la vida les pone enfrente. Todas las soluciones empezaron por una pregunta. Y todos buscamos encontrar una solución a los retos que se generan alrededor de este trastorno.

El acceso a la información sobre cómo el síndrome afecta a los adultos se ha incrementado en la última década. Los avances en las investigaciones sobre el trastorno han creado nuevas teorías sobre su origen. Las experiencias que comparten los adultos con este trastorno han hecho que sea visto bajo una luz distinta, se ha desmitificado y vuelto cada vez más sencillo de entender. A medida que se desarrollan nuevos descubrimientos, y se llevan a cabo programas de apoyo a la educación continua, conferencias, y talleres se han generado nuevos programas que apoyan a los profesionales de la salud diseñar e implementar nuevas y más avanzadas técnicas de tratamiento para el síndrome.

Muchas otras medidas también funcionan para unificar a las personas y generar nuevas dinámicas relacionales entre aquellos que padecen este trastorno y aquellos interesados en apoyarlos; los grupos de ayuda mutua, tanto físicos como en línea, programas digitales de concientización, entre otras medidas que son posibles gracias a los avances tecnológicos crean estas nuevas oportunidades en muchas áreas de la vida, no solo la social.

El tema principal de este libro ahonda en los efectos que el síndrome de Asperger tiene en los adultos. La manera en la que se manifiesta, cuáles son las principales causas, e incluso los métodos de diagnóstico y tratamiento.

También ofrece consejos para enfrentar y superar los problemas o retos que pueda conllevar el síndrome. Este libro es para todo aquel que quiera informarse sobre este trastorno, por interés personal o profesional.

¿Por qué escoger este libro?

El punto principal es explicar de manera concisa y sencilla la manera en la que se ve y se vive con el Asperger's en la vida adulta.

El propósito es eliminar tecnicismos innecesarios que puedan confundirte y entorpezcan tu entendimiento de este tema tan complejo.

A lo largo de esta lectura, espero que puedas aclarar tus dudas y expandir tu conocimiento, por simple curiosidad o para proveer un mejor apoyo a un ser querido.

Es natural que tomes la iniciativa de aprender sobre este tema, las estadísticas en la detección del síndrome de Asperger han ido en aumento. Un porcentaje importante de personas viven con este trastorno o variantes similares del mismo, y muchas de ellas no habían sido diagnosticadas hasta ahora.

Gracias al incremento de estas cifras, es natural que las comunidades científicas del mundo hayan tomado interés en el tema, por ende, información oficial y no oficial, artículos, videos, y libros también se han vuelto más accesibles, así permitiendo que información sobre cómo lidiar con las dificultades que conlleva este trastorno esté disponible para el público en general.

Te preguntarás entonces ¿cuál es la necesidad de escribir otro libro al respecto? Nunca hay demasiada información sobre un tema. Sin embargo, en mis años de experiencia con el tema, he podido notar que el hecho de que haya información disponible no significa que sea sencilla de aprender. Muchos de los artículos y libros en los estantes están llenos de terminología técnica demasiado complicada de entender para un lector promedio.

Puedes tomar como ejemplo el Manual de Diagnóstico y Estadística (DSM-5), documento encargado de clasificar y definir trastornos mentales, entre ellos el autismo, trastorno al cual pertenece el síndrome de Asperger, que en su totalidad se encuentra redactado con terminología psiquiátrica, por profesionales médicos y para profesionales médicos.

Aunque puede que las descripciones sean fáciles de entender, esto no significa que estas descripciones sean fáciles de aplicar al comportamiento de una persona conocida.

Puede que no te quede del todo claro lo que "déficit en la habilidad comunicativa verbal y no verbal para la interacción social" significa. ¿Podrías mencionar o pensar en alguien conocido que cumpla este requisito? Probablemente no de manera inmediata, porque no sabes cómo realmente se ve este comportamiento, o si tiene alguna manifestación física. Lo mismo ocurre con el resto de las características, y con las diferencias entre ciertos tipos de autismo y el síndrome de Asperger.

Aunque es cierto que estos manuales están pensados para que su interpretación y lectura sea realizada por profesionales en la misma área, y como un apoyo para el diagnostico del trastorno, me he topado con libros y artículos que simplemente copian y pegan esta descripción, sin mayor explicación, o reformulación de las palabras. Este caso también se presenta para las explicaciones o blogs en internet. En realidad, incluso entre la comunidad médica existen individuos que no concuerdan del todo con la descripción oficial.

Por ello, esta descripción no es una respuesta adecuada para la pregunta "¿qué es el síndrome de Asperger?" e incluso puede ser que te genere aún más dudas que solo podrías responder adentrándote en el mundo médico.

Sería demasiado ingenuo creer que, si incluso en la comunidad profesional quedan dudas, una persona sin preparación médica podría comprender a la perfección lo que la descripción oficial conlleva.

Otra razón que me motivó a escribir este libro es que rara vez encuentro textos que estén centrados en la manera que este trastorno se manifiesta y comporta en los adultos.

La información disponible sobre este tema en particular es mucho menor si la comparamos con aquella disponible sobre su detección, manifestación, tratamiento, y manejo en niños.

No existe una razón específica o malintencionada detrás de la falta de dicha información, realmente se debe a que este trastorno tiene un impacto específico y más marcado en la infancia, lo que lo vuelve complicado de detectar en edades más avanzadas. Los niños con este trastorno a medida tienen comportamientos atípicos comparados con otros infantes de su edad, por esta razón los padres son más propensos a llevarlos a evaluaciones médicas y realizar exámenes para otros trastornos como el déficit de atención, y con estos puede haber un diagnóstico temprano del Asperger's.

En los adultos es un poco más complicado, aquellos quienes reciben un diagnóstico en edades más avanzadas, ya han tenido la oportunidad de desarrollar mecanismos de defensa, o actitudes que les ayudan a "enmascarar" las diferencias para poder encajar mejor en la sociedad, entorno estudiantil, o ambiente laboral. Por ello, es complicado definir cuales son realmente las áreas con las que los adultos con Asperger's tienen problemas y los retos a los que se enfrentan.

Es necesario que esté disponible más información al respecto, y que pueda ser accesible para adultos que padezcan el trastorno o que estén interesados en él.

Quizá de esta manera podrán obtener el apoyo y los recursos que necesitan para sobrellevar su diagnóstico o apoyar más eficientemente a un ser querido con Asperger's. Decidí escribir este libro para poder contribuir a este propósito.

Cabe aclarar, que mi perspectiva y opiniones surgen de mi experiencia y conocimiento como profesional, y no realmente como un individuo que padece este trastorno.

Mi punto de vista tiene fortalezas y debilidades, pero también es bastante rígida ya que está apegada a la realidad que vivo como una persona neurotípica.

Alguien que viva con el síndrome de Asperger y enfrente personalmente las complicaciones que este genera, claramente tendrá su propia perspectiva sobre él. Esto no significa que alguna de las dos visiones esté incorrecta, ambas tienen validez y son distintas. Sólo puedo confiar en que lo que tengo que ofrecer le será útil a quien lea este libro.

¿Qué puedes esperar de este libro?

Como mencioné antes, el propósito de este libro es explicar de manera práctica cómo se manifiesta el Asperger's en adultos, las características del trastorno, y los comportamientos que son necesarios para poder diagnosticarlos.

También hablaré sobre sobre las causas más comunes, y conocidas, del Asperger's, cómo determinar si tienes el síndrome, los retos que se pueden presentar para un adulto con Asperger's, y cómo tener éxito en la vida al vivir Asperger's.

Es probable que después de este libro, y si así lo consideras pertinente, sientas la necesidad de buscar apoyo, o información más profunda, para obtener ayuda y ser guiado a qué paso tomar después. Más adelante te daré recomendaciones de cómo puedes hacerlo de manera segura.

Mi meta es que desarrolles un nivel de maestría después de que absorbas la información que te ofrezco en este libro. No me refiero a que adquieras un grado en psiquiatría, sino que seas capaz de dominar los conceptos básicos y los aspectos esenciales que rodean a esta condición. Es importante que tengas el suficiente conocimiento para estar en una posición donde puedas ayudarte o ayudar a aquellos que te rodean e identificar, analizar, y superar los retos que conlleva el síndrome de Asperger's.

¿Qué no deberías esperar de este libro?

No esperes que sea un libro de hechizos que pueda cambiar a una persona. El Asperger's es, al fin y al cabo, un trastorno mental.

Puede ser tratado y se pueden aplicar estrategias para volver más sencillos algunos aspectos de su vida.

La vida es mucho más compleja que solo una guía de consejos y tópicos. Es seguro decir que a este libro le hará falta mucha información. Sin embargo, no considero de especial ayuda ahondar en detalles tales como la diferencia de manifestación dependiendo del género, factores de sexualidad, consideraciones de empleo y las características del tratamiento, entre muchas otras cosas que rodean este síndrome. Lo más probable es que estas explicaciones te generen más preguntas, de las que podría ser capaz de responderte. Creo firmemente que la brevedad y simpleza ayudarán a que el lector se involucre más activamente.

Aclaración final

El término "Asperger's" no es un término aislado. Originalmente se le consideraba un trastorno en su propia categoría. En el 2013 fue retirado del DSM-5 como trastorno mental, en su lugar, fue colocado dentro del espectro autista (ASD por sus siglas en inglés). El ASD fue creado como una nueva clasificación y aborda diferentes trastornos con diferentes características. El Asperger's es considerado una forma menos severa de autismo.

Esta modificación en el término y su clasificación, la comunidad médica ha paulatinamente comenzado a enterrar el nombre de esta condición para hacer una transición hacia el término de Trastornos del Espectro Autista. Debes recordar que el ambiente profesional y el público son dos diferentes comunidades con perspectivas distintas, así que el término Asperger's o Síndrome de Asperger sigue siendo utilizado en su generalidad, ya que es más popularmente conocido entre los interesados e involucrados fuera del ambiente profesional.

Observarás que en este libro utilizaré ambas terminologías, simplemente desde un punto personal y profesional.

¿Qué es el síndrome de Asperger?

En 1995, un pediatra vienés llamado Hans Asperger publicó un artículo describiendo sus observaciones de cuatro varones que se comportaban de manera particular e inusual. Uno de los aspectos que más llamó su atención era su inhabilidad de percibir lo que era importante para aquellos que los rodeaban. Parecían ensimismados, únicamente se enfocaban en sus propios intereses; sin embargo, no era simple egocentrismo, realmente no eran capaces de entender cómo se sentían o pensaban las personas a su alrededor. No es necesario decir, que eran percibidos como egoístas y extraños, provocando que fueran alienados y socialmente rechazados. La mayoría de sus interacciones eran guiadas por lo que ellos mismos querían decir o hacer, y eran poco receptivos a lo que la otra parte deseaba contribuir a la conversación.

· · ·

El tono y ritmo del habla, o más bien la falta de ellos, también era una característica remarcable. Las personas neurotípicas tienden a hablar con cierta entonación y ritmo en sus oraciones para demostrar sus emociones, dudas, o pensamientos sin importar el idioma que hablen. En sus observaciones, Asperger pudo notar que los niños hablaban de manera monótona. Los sentimientos de emoción o miedo no eran capaces de ser percibidos simplemente por su tono de voz, por ende, hacía parecer que estas emociones no eran existentes. La realidad, era que no podían comunicarlo a través de patrones normales del habla.

Otra barrera social que Hans Asperger detectó fue la particularidad de los intereses de los niños. En lugar de tener una gran variedad de intereses y repartir su tiempo en disfrutarlos individualmente, los infantes de su estudio tenían una fijación intensa en los temas por lo que tomaban interés, además, estos temas eran muy específicos, y enfocaban todos sus esfuerzos y la mayoría de su tiempo en ellos. No se preocupaban si sus intereses les importaban a otros niños de sus edades.

Por último, estos niños carecían de juicio crítico en situaciones prácticas. No poseían organización ni presentaban especial atención a sus alrededores.

. . .

En general, tenían una apariencia un tanto incómoda y eran torpes físicamente. Tenían reacciones intensas y exageradas a algunos olores, sonidos, comidas, texturas de tela, u otras sensaciones que pudieran interpretar como molestas.

Durante su investigación, el doctor Asperger expresó la posibilidad de que estas características estuvieran conectadas, y por ende tenían el mismo origen. También propuso que dicho origen podía ser uno que no hubiese sido previamente identificado. Continuó sus investigaciones con sujetos de características similares, pero no fue hasta 1981 que sus ideas fueron tomadas en cuenta. Se nombró el síndrome en su honor y fue registrada como una condición existente.

El principal problema del Síndrome de Asperger

La complejidad del Asperger's puede ser reducida a una sola idea – incapacidad de entender lo que está sucediendo en la cabeza de otros. La mayoría de nosotros, la gran mayoría del tiempo somos capaces de "ponernos" en los zapatos del otro. Aprendemos desde corta edad a interpretar comportamientos y expresiones faciales de otros, comenzando por nuestros padres desde nuestro nacimiento.

· · ·

Las arrugas de su frente cuando están preocupados, la curvatura de sus labios cuando están felices, hasta el tono de voz que hace nuestra madre cuando está a punto de alimentarnos o abrazarnos. Al observar, comenzamos a imitar e interpretar todas estas señales, y eventualmente las adaptamos a nuestro proceso de comunicación e incluso a nuestros patrones de comportamiento.

Los niños y adultos que padecen el síndrome de Asperger no pueden identificar acertadamente estos sentimientos, pensamientos, e intenciones en otras personas. No son capaces de percibir ni comprender una parte muy importante de la comunicación humana: el lenguaje no verbal.

Expresiones faciales, el tono y velocidad del habla, el lenguaje corporal, todas son formas de comunicación no verbal que forman parte de nuestro día a día, son herramientas con las que las personas neurotípicas complementan el proceso de comunicación y en ocasiones estas señales tienden a revelar intenciones o significados que difieren de las palabras que están siendo dichas. Nos permiten entender lo que una persona está pensando, sintiendo, o planea hacer en un corto o largo plazo. Estos indicadores de emoción e intención pasan desapercibidos por las personas con Asperger's.

· · ·

Como resultado, las personas que padecen esta enfermedad tienen problemas para identificar las emociones de otros, así como la de ellos mismos. Debo aclarar, que esto no significa que sean robots incapaces de tener o entender los sentimientos humanos. En realidad, el Asperger's vuelve más complicado de entender exactamente la emoción que se está tratando de comunicar, y a menudo resulta en confusiones o tergiversaciones. Por ejemplo, sentimientos como la tristeza pueden entenderse como confusión, o un estado de pensamiento profundo o concentración absoluta pueden ser percibidas como enojo o ira.

Para muchas personas neurotípicas, sobre todo aquellas que están en contacto con las emociones propias y de otros, estos escenarios parecen incluso ilógicos. Algo que puede parecer "obvio" para una persona neurotípica no lo será para una persona con Asperger's. Debido a esto, dan la impresión de ser personas sin contacto con la realidad, impulsivas, o imprudentes.

Esta misma complicación puede tener distintas ramificaciones, por ejemplo, si eres incapaz de entender lo que una persona está sintiendo, solo es lógico que no puedas deducir cuales son sus intenciones.

· · ·

Las personas con el síndrome de Asperger con frecuencia tienen problemas leyendo las intenciones de las personas con las que interactúan. Con frecuencia no logran comprender las razones por las que las personas hacen ciertas cosas. El poder predecir lo que harán en el futuro o cómo se sentirá una persona si ciertas situaciones ocurrieran es igual de difícil para ellos. Estas características son percibidas como "ineptitud social" para aquellos que interactúan con una persona que padece Asperger's.

Similarmente, al no poder interpretar con exactitud emociones tanto externas como internas, tienden a tener problemas para comprender su propio comportamiento; creo que es más acertado decir que no entienden el concepto de "comportamiento". Cuando una persona con Asperger's participa activamente en una conversación, sus temas principales tenderán a ser sobre hechos e información objetiva: cómo los principios de ingeniería aplican a los diferentes mecanismos y máquinas que usamos comúnmente les parece un tema mucho más interesante que escuchar a alguien explicar cómo se sintió haber ganado una computadora de alto rendimiento en una rifa, o cómo fue poder ver en vivo una planta de ensamblaje de cohetes aeroespaciales.

. . .

En adultos, esto con frecuencia se puede volver más evidente en el área profesional.

Continuemos con el ejemplo de las tareas mecánicas y objetivas. Una empresa de construcción contrata a un ingeniero de 32 años, casado, organizado, no tiene problemas con realizar tareas repetitivas, y es capaz de absorber y manejar grandes cantidades de información compleja. Su principal tarea es realizar análisis de datos de producción y hacer optimizaciones en los procesos de la planta cementera. Después de un par de años habiendo desarrollado suficiente experiencia y familiaridad con su puesto, los métodos de operación, y las metas de la empresa, su jefe lo asciende a administrador de proyectos de construcción.

Su nueva posición en la empresa involucra trabajar directamente con clientes, proveedores, y socios empresariales.

Debe apoyar a los clientes a realizar su proyecto, coordinar a los trabajadores de construcción, y agendar juntas para evaluar los avances del proyecto. Dentro de poco, los clientes empiezan a emitir quejas. Comentan que el administrador de proyecto con frecuencia les reprocha que sus ideas o deseos son incorrectos o poco efectivos. Su estilo de comunicación pareciera un poco hostil y arrogante, y él mismo no parece comprender que su estilo es poco amigable.

A medida se vuelve un obstáculo para poder completar los proyectos, debido a que en ocasiones se explaya hablando de temas que no concuerdan con la problemática que se está discutiendo. El hombre está preocupado sobre perder su trabajo, ya que en su nuevo puesto se siente incapaz de satisfacer las necesidades de los clientes, ya que muchas veces no le hacen sentido.

Podrás comprender como el Síndrome de Asperger's puede confundirse con arrogancia, terquedad, o ineptitud. Muchos adultos que padecen este trastorno son incapaces de adaptarse a los cambios constantes que les demanda la vida laboral o personal. Con frecuencia tienen deficiencias en habilidades importantes para el desarrollo profesional como el trabajo en equipo y la sociabilidad.

La dificultad de la comunicación

Como ya te mencioné antes, las personas con Asperger's tienen problemas para entender lo que otros piensan o sienten, y por ende ellos también tienen dudas sobre cómo se sienten y qué es lo que piensan, su forma de comunicación es particular y un tanto bizarra, por lo cual es difícil mantener una conversación comprensible con ellos. El problema radica en la manera en la utilizan el lenguaje.

Esta característica puede ser un tanto confusa y difícil de identificar, las palabras que utilizan no son inventadas, ni están colocadas en lugares incorrectos. Su gramática, vocabulario, y pronunciación son perfectamente normales. Sin embargo, la forma en la que expresan sus pensamientos con frecuencia solo les hace sentido a ellos mismos.

Conversación mutua

Una conversación convencional comúnmente involucra dos partes que intercambian ideas. Cuando se trata de las personas con Asperger's, tener una conversación es más como escuchar un monólogo. No importará si la persona que está escuchando expresa desinterés o claramente se ve aburrida con el tema en cuestión. Incluso si hay una interrupción o queja hacia ello, frecuentemente intentarán tergiversar la conversación hasta que puedan regresar el tema inicial o moverlo a otro tema sobre el que quieran hablar; son incapaces de detectar la necesidad de la otra parte de tener una opinión o poder participar con un punto de vista o incluso aportar un tema de su propio interés. No hacen preguntas, ni generan espacios para que la otra persona pueda intervenir o dar una respuesta que aliente la continuidad de la conversación. Dicen cosas sin considerar el impacto emocional que sus palabras pueden tener en la persona que los está escuchando.

Cambios de tema

Cuando las personas neurotípicas tienen una conversación a medida hay cambios abruptos de conversación, sin embargo, en ellas existe una evolución natural. Por ejemplo, si comienzan a hablar sobre plantas puede que se mencione la clorofila de las hojas, en ello, alguien comentará que leyó en algún lado que el extracto de clorofila puede ayudar a mejorar el sistema inmunológico, entonces alguien más mencionará que la vitamina c también ayuda a mejorar el sistema inmunológico, y eventualmente hablarán del jugo de naranja y lo bien que queda con panqueques y tocino por las mañanas. Puede que el tema inicial no tenga relación alguna con el tema actual, sin embargo, hubo una secuencia lógica de palabras y tópicos que llevaron hacia ese resultado.

Las personas con Asperger's no llevan a cabo la misma secuencia, en realidad, sus temas pueden ser provocados o detonados por palabras al azar, incluso si no tiene relación alguna con el tema que está en discusión, por ejemplo:

Persona A: ¿Escuchaste que hay una nueva ley de créditos bancarios?

Persona B: ¿En serio? Esperemos que eso no provoque que suban los intereses de las tarjetas de crédito.

Persona C: Leí un libro muy interesante el otro día, es sobre cómo negociar con secuestradores. Creo que les gustaría.

La palabra "intereses" detonó la memoria de un libro que le había interesado. Claramente, el libro no tenía relación alguna con el tema en cuestión, ni era del interés de las otras partes que participaban en la conversación. El hecho de que la palabra "intereses" tuviera un sentido ambiguo lo volvió complicado para esta persona de entender, y su necesidad innata de hablar sobre algo que le interese personalmente lo llevó a hacer un cambio abrupto e innecesario del tema de conversación.

. . .

Comunicación no verbal

En el lenguaje, sabemos que existen muchas palabras cuyo significado varía dependiendo del contexto, y el verdadero significado se comunica a través de la manera en la que se usa la palabra.

Expresiones faciales, tono de voz, lenguaje corporal, contacto visual, y gestos son maneras comunes de expresar un significado específico.

Las personas con Asperger's no son capaces de leer el lenguaje corporal, tonalidad de la voz, y las expresiones faciales con exactitud. Una persona neurotípica puede fácilmente comprender el significado de una palabra dependiendo de si es dicha con una sonrisa o con un ceño fruncido. Las personas con Asperger's con frecuencia interpretan incorrectamente lo que está siendo comunicado, gracias a que no pueden comprender cómo se utiliza el lenguaje no verbal para expresar un significado específico. Por ende, las respuestas que ofrecen a medida no tienen sentido o no van concorde a la información o pregunta que les fue realizada.

. . .

Los adultos con Asperger's con frecuencia tienen un tono de voz "robótico" careciente de variaciones de tono e intensidad. Y esto puede parecer un tanto bizarro para las personas neurotípicas.

Gracias a este estilo de comunicación, las personas que conversan con alguien que tiene Asperger's intentan insistentemente comunicar su punto de vista de manera efectiva.

Buscan la manera de modificar sus palabras y expresiones, intentan usar diferentes gestos, ver el tema de conversación desde otro enfoque, y cuando todo ha fallado simplemente llegan al límite frustración y se rinden. El problema principal es que existe una falta de congruencia entre lo que se está diciendo, verbalmente y no verbalmente, y lo que la persona con Asperger's está entendiendo.

Coherencia

Ya que los adultos con Asperger's no tienen la facilidad de ver las cosas desde el punto de vista de la persona que les está escuchando, o cuestionarse qué tipo de información los puede ayudar a volver su punto de vista más sencillo de entender, con frecuencia sus conversaciones parecen incoherentes y no tienen sentido lógico o conexiones relevantes como lo tendría un intercambio verbal entre dos personas neurotípicas.

Tienen una tendencia a divagar con el tema a la mano, desviarse abruptamente hacia otros temas, o no poder concentrarse en un punto específico de la conversación.

Lo que sea que haya captado su atención será lo que los motivará a seguir conversando, sus intereses tomarán control de la conversación sin importar si realmente está obteniendo la completa atención de la persona con quien está conversando. En las conversaciones grupales, se destacan por parecer desorganizados, consternados, o confundidos, esta percepción es gracias a que tiende a haber incongruencia entre el tema siendo discutido y lo que sienten la necesidad de comunicar.

En el ejemplo anterior observamos cómo esto puede suceder, las conexiones lógicas que guían las conversaciones neurotípicas no funcionan de la misma manera para las personas con Asperger's. Cualquier palabra puede detonar o hacer surgir un interés que sea completamente ajeno a la plática que esté tomando lugar.

Una reacción común de las personas que están teniendo una conversación con alguien que padece Asperger's es sentir que la persona simplemente está pensando en voz alta, o teniendo una conversación consigo misma en lugar de tener una mutua. Cualquier cosa que se les presente en su cerebro saldrá por su boca. Esta es una de las características que se puede malinterpretar como egocentrismo o egoísmo. Gracias a ello, el Asperger's a veces es confundido con el narcisismo.

Intelectualización

Los adultos con Asperger's tienden a concentrarse en el conocimiento objetivo, y no sobre cómo este se conecta con la experiencia empírica o personal. Por esto, acumulan hechos y pedazos de información de manera teórica, sin necesariamente estar seguros de cómo esos principios, reglas, o conceptos son aplicados a situaciones reales. Se concentran tanto en los detalles aislados que con frecuencia fallan al intentar unirlos como parte de un todo; esta orientación absoluta a los detalles es aplicado a todas las situaciones que enfrenten sin juzgar si es apropiado o útil. El estilo de comunicación es formal e inflexible, se concentran en los detalles diminutos con intensidad y llevan a cabo discusiones increíblemente formales.

Otra característica de sus patrones de comunicación es la falta de conversaciones. Las personas con Asperger's se concentran en la teoría y la practicidad con una inflexibilidad mayor a la de una persona neurotípica, mientras que una persona que no padece el trastorno es capaz de discernir cuando es necesaria una conversación superficial para llegar a un objetivo, un individuo con Asperger's solo percibe esta formalidad como una pérdida de tiempo. No le encuentran sentido a tener contacto social superficial o inútil.

Perciben la comunicación entre individuos no como una necesidad de darse a entender o ser entendido, sino como una herramienta para adquirir o repartir información. Si la conversación no tiene un motivo o necesidad específica de adquirir u otorgar información, entonces la interacción social no es considerada una prioridad.

Esta forma de procesamiento racional de la información es aplicada a todos los aspectos de su vida, incluyendo el área emocional, haciendo parecer que es no existente. Por ejemplo, asumamos que una persona neurotípica recibe la noticia de que ha desarrollado un tumor cancerígeno. Aquellos consternados por su estado mental, le preguntan sobre cómo está manejando la situación. Una persona que no padece el trastorno podrá hacer diferentes comentarios con respecto a las emociones que está sintiendo, el miedo que conlleva realizar los tratamientos, el estrés que está sintiendo por el peso económico del mismo, la tristeza que siente por miedo a complicaciones, etc. Una persona con el Síndrome de Asperger, en lugar de explayarse sobre lo difícil que es la situación, procederá a dar una cátedra sobre lo que ha investigado a cerca del tumor: los diferentes tipos de tumores, qué órganos son afectados más comúnmente, cuáles son las causas probables, tratamientos, las investigaciones más recientes, entre otros datos científicos relacionados con él. Nunca mencionará el aspecto emocional o el impacto de la enfermedad en su vida personal.

Pensamiento literal e inflexible

Las personas con Asperger's son literales y concretas con su forma de pensar. Elementos del lenguaje como las metáforas o comparaciones no son fácilmente interpretadas por ellos. Por ejemplo, si se sonrojan por alguna razón y alguien les menciona "estás rojo como tomate" en lugar de entender que hay un tono rojizo, le generará confusión sobre cómo es posible que su rostro se parezca a un vegetal. Ocurre de manera similar con los dichos y refranes, si alguien dice "todo cabe en un jarrito sabiéndolo acomodar" ellos puedes responder rápidamente "un carro no cabría en un jarrito". Una respuesta ilógica si tomamos en cuenta el contexto de la situación.

Existen pocas áreas grises para una persona con Asperger's, para ellos todo es blanco y negro. No hay necesidad de intentar cosas nuevas si las cosas que se están haciendo ya funcionan bien. Seguramente esa es la manera "correcta" de hacerla porque funciona. Para ellos las rutinas existen de cierta forma que les hagan sentido, por ejemplo, si toda su vida ha ido al baño antes de tomar una ducha, ir al baño después de la ducha no les hace sentido, y por lo tanto es una manera incorrecta de llevarla a cabo.

El romper una rutina o desviarse de una serie de instrucciones, así como tener que adaptarse a situaciones adversas, o intentar un nuevo enfoque hacia un tema o problema son situaciones impensables y rechazadas por una persona con Asperger's.

Las vulnerabilidades neurológicas de alguien que padece este trastorno los vuelve sensibles especialmente a lo impredecible y la ambigüedad; estos dos aspectos situacionales pueden detonar sentimientos negativos en ellos, haciendo que se sientan abrumados. Su reacción será buscar orden, certeza, y uniformidad. Para lograr esto mantienen su concentración en los hechos actuales, toman las ideas y palabras por su uso más básico y literal, e intentan evadir usar pensamientos metafóricos o hablar en sentido figurado. El mundo de una persona con Asperger's es ordenado e inflexible. La duda, incertidumbre, y ambigüedad son evitados a toda costa. El lenguaje literal que se concentra en cómo son las cosas sin tomar en cuenta explicaciones figurativas y suposiciones es lo que mayormente representa a una persona con el síndrome.

Intereses y rutinas inusuales

Su propia tendencia a tener un patrón de pensamiento rígido, concreto, e inflexible los vuelve propensos a tener comportamientos influenciados por ello. Los adultos con Asperger's a medida adoptan rutinas e intereses repetitivos.

Cualquier actividad puede volverse rutinaria. Utilizar el computador todos los días, a la misma hora, y por la misma cantidad de tiempo, incluso si es para recreación, es moldear una actividad hacia una rutina. Similar a las personas con trastorno obsesivo compulsivo, las personas con Asperger's desarrollan rituales en diferentes puntos del día, para levantarse o antes de acostarse, comer el mismo platillo en los mismos días, solo usar ropa si es de un esquema de color especifico, escuchar las mismas canciones mientras realizan actividades específicas, entre otros comportamientos inflexibles que pueden parecer bizarros para una persona neurotípica son características comunes entre las personas con Asperger's.

Estas rutinas también parecen tener una rígida similitud cada vez que son realizadas, sin ningún propósito que pueda ser fácilmente entendible para una persona neuro-típica. Mencioné antes que estos rituales pueden ser similares a los que realizan las personas con trastorno obsesivo compulsivo, sin embargo, debo mencionar que existe una diferencia clave entre las motivaciones que llevan al desarrollo de estas rutinas.

Las personas con TOC (Trastorno Obsesivo Compulsivo) tienen pensamientos intrusivos que los llevan a incondicionalmente realizar sus rituales, en muchas ocasiones son negativos y abrumadores para ellos, por ello con frecuencia describen estos pensamientos como no deseados o molestos. Las personas con el Síndrome de Asperger's simplemente llevan a cabo sus rutinas porque creen que es la manera correcta de llevar a cabo sus actividades, en realidad disfrutan de esta estructura y no tienen interés en deshacerse de ellas, ni representan un peligro para su integridad física o mental. Para su cerebro no tiene sentido realizar las actividades en ningún otro orden, a ningún otro tiempo, o de alguna manera diferente.

Es importante que hagas una distinción correcta entre la naturaleza de ambos trastornos y las motivaciones detrás de las rutinas. Las personas con TOC tienden a realizarlas por la necesidad de aliviar la ansiedad que les generan los pensamientos irracionales, mientras que las personas adultas con Asperger's disfrutan de su vida organizada e inflexible. Si tienes una necesidad abrumadora de llevar a cabo actividades y pensamientos intrusivos, puede que sea un síntoma de TOC, es importante que visites a un profesional médico para obtener un diagnóstico correcto.

Adicional a las rutinas inflexibles, los adultos con Asperger's pueden apegarse emocionalmente a ciertos objetos y negarse sobremanera de deshacerse de ellos. A diferencia del apego emocional que puede sentir una persona neurotípica por objetos que tengan alguna relevancia en su vida, se les haya sido otorgado por un ser amado, o tenga un simbolismo importante de manera personal, para aquellos que padecen el trastorno estos objetos pueden ser mundanos y aparentemente poco especiales. Una silla favorita, un vaso específico, una pieza de ropa, o billetes de una divisa que les parece interesante pueden ser ejemplos comunes de objetos de apego, sin embargo, también existen otras categorías que pueden parecer bizarras para las personas neurotípicas, por ejemplo, un pedazo de hilo, una piedra bonita, botellas de plástico vacías, o botones con formas interesantes.

Esta hiperfijación con ciertos objetos también se traduce hacia temas, con la misma intensidad y variedad en rango de normalidad. Los temas de interés para las personas con Asperger's pueden ser tan comunes como los de una persona neurotípica, y al mismo tiempo pueden ser tan bizarros que pocos individuos han escuchado de ellos.

Por ejemplo, tipos de flora y fauna de un país al otro lado del mundo, ciertos tipos de ciencia ficción, las propiedades únicas de la astronomía, modelos de auto, componentes específicos de las computadoras, o cálculos numéricos son algunos temas que pueden ser apasionantes para una persona con Asperger's. Un denominador común entre estos temas es su complejidad y variedad teórica, el propósito principal es acumular la mayor cantidad de datos e información sobre el tema, independientemente de no ser capaz de comprender la importancia o relevancia de este.

Para una persona neurotípica, este proceso de acumular objetos y datos sobre cosas, así como tener rutinas inflexibles y patrones permanentes no tiene un sentido o propósito lógico; sin embargo, si apreciamos este conjunto de conductas más de cerca podemos darnos cuenta de que la meta póstuma de la conducta de los individuos con Asperger's es encontrar orden dentro del caos. Los objetos son ordenados para tener una correlación, las ideas e información están organizadas de manera que funcionen correctamente y se interconecten para formar un conjunto funcional. Todos los procedimientos son ordenados obligatoriamente, y este mismo principio aplica a cualquier nuevo tema aprendido u objeto acumulado. Este es un mecanismo de defensa para protegerse de sus propios miedos, tensiones, y ansiedad y poder tolerar un mundo que está en constante cambio, y ese cambio genera inconsistencia, incertidumbre, y ambigüedad.

La parte complicada del Síndrome de Asperger's es que puedes entender todo esto en teoría, pero no necesariamente comprendes cómo se traduce a los comportamientos en personas reales y situaciones prácticas. Te pondré como ejemplo a Sara, ella se inmerge intensamente en todos sus intereses, por ejemplo, cuando tenía 5 años desarrolló una gran pasión por los libros de una popular serie de ciencia ficción, un par de meses después había leído toda la serie disponible, a los 6 meses de empezar a leerlos ya podía recitar los libros palabra por palabra, e incluso aprendió a leer y escribir el idioma inventado del universo donde toma lugar la historia. Al entrar a la adolescencia adquirió un interés por los automóviles y sus componentes, investigó todos los diferentes tipos de automóviles, sus compuestos. En la universidad decidió estudiar historia romana, aprendió latín, estudió sobre la historia griega, e invirtió su tiempo en descubrir la manera en las que se interconectaban. Actualmente, siendo una persona adulta con un trabajo estable, utiliza todo el tiempo libre que tiene disponible para hacer velas, y haciendo una clasificación de los diferentes tipos de suculentas que se encuentran en el desierto del Sahara.

El rompecabezas del Asperger's

Desde un enfoque más abierto, el Asperger's pareciera ser un rompecabezas, diferentes piezas que pueden o no encajar juntas.

No todas las personas con Asperger's hablan, se sienten, piensan, o incluso tienen las mismas características. Como con cualquier trastorno, la intensidad de los síntomas puede variar de persona a persona, puede que algunos tengan cierta flexibilidad con sus rutinas, otros comprendan en mayor medida las emociones de otros, capten los significados ocultos de la comunicación no verbal y puedan conversar de una manera más directa y menos confusa, pierdan menos el hilo del tema en cuestión, o permitan a su contraparte intervenir con mayor frecuencia que otras personas con el trastorno. No todas las piezas del rompecabezas se presentan simultáneamente en todos los que viven con este síndrome, algunos pueden presentar todas las características mientras que unos solo un par de cualidades tenues, o una sola muy intensa. La única que se mantiene constante es la incapacidad de ser empático y entender que otras personas tienen planes, pensamientos, y puntos de vista propios; la subjetividad que conllevan estos conceptos no es comprensible para una persona con Asperger's, su manera de ver el mundo es la correcta y por ende desprestigian cualquier otro comentario o conducta que indique lo contrario.

La mayoría de las personas asumen que el Asperger's se presenta de la misma manera en todos los individuos.

· · ·

Al leer las listas de síntomas, problemas, y características automáticamente asumen y generalizan a todas las personas que padecen el trastorno. El Síndrome de Asperger's, al igual que otros de los trastornos registrados en el DSM-5 como el bipolar y el obsesivo compulsivo, tiene una lista central de características que lo definen y lo vuelven diagnosticable, sin embargo, gracias a la particularidad de las conductas individuales pueden presentarse algunas características que no se manifiesten al pie de la letra como están escritas en el manual.

Piensa en esta lista como los principales obstáculos que enfrenta una persona con Asperger's:

Interacción social: La persona tiene una habilidad limitada para crear lazos de amistad, limita la cantidad de contacto visual, tiene problemas para ser empática con los pensamientos y sentimientos de otras personas y para identificar sus propios pensamientos, sus interacciones usualmente son unilaterales, y tienen poco sentido crítico para juzgar las reacciones y comportamientos de otras personas en el futuro.

Dificultad para comunicarse efectivamente: El individuo tiende a tener un tono de voz monótono, volviendo su estilo de conversación es mecánico y repetitivo; sus conversaciones tienen más similitudes con un monólogo que un intercambio de ideas entre dos individuos, con frecuencia divagan o toman tangentes en el tema a la mano, tienen dificultades para tener conversaciones casuales o superficiales para pasar el rato, comúnmente el sarcasmo, los refranes, y las referencias pasan desapercibidas.

Rutinas e intereses inflexibles o rígidos: La persona tiene rutinas repetitivas, con frecuencia son altamente inflexibles con la realización de la misma, se involucran más activa e intensamente con sus intereses en comparación con una persona neurotípica, desaprueba el cambio, tiene una preferencia por el orden y la predictibilidad, favorecen la estructura e inflexibilidad sobre la espontaneidad y variaciones.

¿Hay diferencia entre el Asperger's en adultos y en niños?

Puesto de manera sencilla, la respuesta es sí. La diferencia principal es que se espera que los niños tengan apoyo de padres, maestros, y otros guardianes a su alrededor para sobreponerse a los obstáculos que se les presenten en su intento de adaptarse y formar relaciones sociales.

En el caso de los adultos, es naturalmente esperado que puedan llegar a formar relaciones y superar los obstáculos de manera independiente, por ende, los adultos que no logran encajar en un aspecto social tienden a ser marginados, como resultado lidian solos con estos problemas.

Como mencionamos antes, el Síndrome de Asperger's destaca de cierta manera en el ambiente laboral, o en la búsqueda de trabajo. El impacto que este trastorno tiene en la organización, planeación, flexibilidad, impulsividad, el control emocional, y manejo de la memoria es diferente para los adultos al ser esperados que pueda sobreponerse a estas dificultades sin ayuda externa. Otro aspecto que se vuelve más relevante en la adultez es las repercusiones que el síndrome tiene en la vida sexual. Los adultos también resienten el impacto que el trastorno tiene en sus acciones y relaciones interpersonales, lo que los vuelve más susceptibles a desarrollar condiciones asociadas como la ansiedad y la depresión. Otros aspectos de las relaciones sociales que los adultos viven y los niños no son la paternidad y el matrimonio, donde habilidades refinadas de comunicación y la capacidad de ser empático son herramientas muy importantes para que puedan tener éxito.

. . .

Sin embargo, el problema fundamental del Asperger's es el mismo. La dificultad de validar las creencias, intenciones, deseos, y conocimiento de uno mismo y de otros, y no tener la capacidad de entender que los demás individuos tienen creencias, deseos, intenciones, y puntos de vista con la misma validez que los propios. Independientemente de la fase de la vida en la que se encuentre el individuo, se le presentarán retos y problemas gracias estas carencias de habilidades sociales, especialmente en un mundo donde la colaboración es importante para la supervivencia.

2

¿Qué causa el Asperger's?

LOS EXPERTOS de la comunidad médica están de acuerdo que el Asperger's es un desorden del desarrollo del cerebro. Algunas áreas no se unifican como deberían durante el proceso de desarrollo del cerebro, incluso después del nacimiento, lo que causa anormalidades en la configuración cerebral, y por ende en su funcionamiento.

Las tres áreas que específicamente presentan anormalidades en su desarrollo son el cerebelo, la amígdala, y el hipocampo. Estas áreas son las responsables del controlar las habilidades para:

- Comprender que otras personas son capaces de tener sus propias ideas, sentimientos, y maneras de experimentar el mundo que los rodea. También controla la habilidad de tener empatía con otras personas.

- Unificar los detalles particulares para integrar una imagen o concepto general, ser capaz de crear y entender un concepto más ambiguo
- Planear e implementar acciones, desarrollar soluciones a problemas, concentrar su atención y tener una mentalidad flexible

Creo que puedes entender cómo tener deficiencias en estas partes del cerebro influyen en las características que desarrollan las personas con Asperger's. Ahora tu pregunta seguramente es ¿qué ocasiona que el cerebro tenga estas deficiencias de desarrollo?

Influencia genética

Aunque existen casos donde la conexión genética no es clara u obvia, podemos decir con cierta confianza que es el factor determinante para el desarrollo del Asperger's.

Estudios han demostrado que cuando nace un par de gemelos idénticos, si uno de ellos desarrolla el síndrome hay una probabilidad de entre el 36-95% que el otro lo desarrolle también, incluso si estos gemelos fueron separados desde corta edad y no crecieron bajo el mismo régimen de educación ni vivieron los mismos sucesos o situaciones. En el caso de los hermanos (no gemelos), la probabilidad de que existan dos hijos con la misma condición es de un 1.75%, esto es debido a que comparten una menor cantidad de genes. En comparación, los gemelos no idénticos, aunque también comparten una menor cantidad de genes, tienen una probabilidad un poco más elevada de que ambos gemelos desarrollen Asperger's (4%), pero es mucho menor a la alta probabilidad que tienen los gemelos idénticos.

Muchos otros estudios respaldan esta afirmación. Incluso se han llevado a cabo investigaciones involucrando a los padres de niños con Asperger's, los resultados mostraron que estas parejas eran usualmente descritas como "más frías, sin tacto, e insensibles", mientras que las parejas con hijos neurotípicos tenían una mayor variedad de descripciones.

También, se ha encontrado una vaga correlación entre las condiciones similares al Asperger's en familias con mayor cantidad de físicos, ingenieros, y científicos. Un estudio demostró que alrededor del 12.5% de los padres y 21% de los abuelos de niños con Asperger's eran ingenieros.

. . .

Cuando se hizo la comparación con otros trastornos, sólo el 5% de los padres y el 2.5% de los abuelos practicaban dicha profesión.

A pesar de que hay evidencia palpable de que la genética juega un rol importante en el desarrollo del trastorno en niños, no se sabe con exactitud en qué condiciones genéticas puede ocurrir el cambio en los genes. Por ejemplo, sabemos que el Síndrome de Down se presenta cuando hay una división anormal de las células que produce información adicional en el cromosoma 21. En el caso del Síndrome de Asperger's aún no se ha detectado en qué parte del proceso de división celular se genera la anormalidad genética. Puede que uno o más genes tengan un cambio que últimamente resulta en el desarrollo del Asperger's. También existe la posibilidad de que diferentes pares de genes tengan diferentes cambios o interactúen de manera particular para ocasionar este trastorno.

De igual manera puede que los genes o pares genéticos interactúen con el ambiente, prenatal y post parto, del individuo y esta combinación inusual de componentes detone el síndrome en él. De la misma forma que cualquiera de estas teorías puede ser posible, puede que ninguna lo sea y este trastorno sea generado por otras causas o deficiencias genéticas o de desarrollo.

. . .

Desafortunadamente, aunque la comunidad médica es consciente de la relevancia de la genética en el desarrollo del trastorno, la falta de información sobre el proceso genético que lleva a las malformaciones cerebrales vuelve muy complicada la detección de este síndrome durante análisis genéticos prenatales. La realidad es que no se ha descubierto un gen específico o un par de genes específicos que estén implicados en el desarrollo del trastorno, solo se tiene una idea general del rol de la genética en ello. Por ende, no hay una prueba, examen, o proyección que pueda predecir si una persona tendrá Asperger's o vivirá una vida neurotípica.

Los exámenes prenatales realizados en algunos países no tienen un indicador de Asperger's, por lo que son incapaces de detectar un posible desarrollo del mismo o la futura deformación de las áreas cerebrales. El diagnóstico del trastorno se basa en su totalidad en los comportamientos y síntomas que el individuo tiene; las pruebas genéticas, físicas, escaneos del cerebro, u otras características físicas no son indicadores de la presencia del Asperger's, ni se puede diagnosticar únicamente con estas pruebas sin tomar en cuenta el comportamiento de la persona.

. . .

El ambiente

Aunque los genes juegan un rol muy importante y están fuertemente relacionados al desarrollo del Asperger's, es importante aclarar que no es un trastorno exclusivamente genético. Existe la posibilidad de desarrollar Asperger's incluso si no existe una historia genética familiar que lo haya presentado.

El primer argumento que valida esta teoría es el alarmante incremento en el diagnóstico de esta condición desde su descubrimiento hasta la modernidad. Desde 1940, cuando se registró el primer caso del Síndrome de Asperger's hasta el día de hoy ha habido un incremento del 600% en la cantidad de individuos diagnosticados con Asperger's, hoy en día 90 de cada 10,000 tienen Asperger's, es decir el 0.9% de la población. La genética no puede explicar un incremento tan grande, debido a que, si los genes fueran la única causa o la causa principal, el número de personas con Asperger's mantendría un número constante, o en relación con la cantidad de población.

La primera razón lógica es la evolución en los métodos de diagnóstico.

. . .

El desarrollo de la tecnología les ha permitido a los profesionales de la salud establecer estándares más completos y mejores instrumentos de diagnóstico, lo que como resultado ha vuelto el proceso más sencillo y accesible, haciendo que el trastorno pueda ser detectado en más personas.

El trabajo que han hecho las distintas asociaciones y campañas de concientización sobre el autismo, sus diferentes ramas, y cómo se presenta en adultos, jóvenes, y niños han ayudado a reducir el estigma de los trastornos mentales, alentando a que más gente decida buscar una opinión profesional si sienten que pueden tener el síndrome u otro tipo de trastorno que caiga sobre el espectro autista.

Además de estos factores, es posible que cambios en el estilo de vida y factores ambientales que se han desarrollado durante las últimas décadas tengan una influencia en el aumento de diagnósticos del Asperger's. Algunos posibles factores son:

- **Enfermedades infecciosas**: Algunos investigadores creen que la propagación de algunos virus o bacterias, entre otros agentes de enfermedad, son los causantes de la actual epidemia de Asperger's. Cabe aclarar, que esta es solo una de las varias teorías de los científicos interesados por este tema, como mencioné antes aún no existe prueba de un factor predominante o contundente para el desarrollo del Asperger's. Esta teoría propone que existe la posibilidad que algún virus esté afectando la membrana mucosa de varias estructuras del cuerpo y permitiendo que neurotoxinas entren al torrente sanguíneo.

- **Es un virus**: El tejido cerebral de las personas con autismo han sido materia de investigación durante muchos años, y se ha encontrado rastros del poliomavirus con más frecuencia en individuos con autismo, gracias a este descubrimiento algunos científicos creen posible que exista una correlación entre este virus y el desarrollo del Asperger's. Aunque aún falta evidencia, este argumento conlleva observaciones válidas y dignas de ser investigadas a mayor profundidad, por ejemplo, el poliomavirus es transmitido a través del esperma, lo que podría explicar el rol genético del desarrollo del Asperger's.
- **Bacterias**: La bacteria clostridia es otro denominador común más frecuente en niños

con autismo. Aún no se ha investigado a profundidad una posible correlación entre los dos, sin embargo, este descubrimiento puede dar pie a futuras investigaciones al respecto.

- **Intoxicación por metales pesados**: Algunos padres de familia de niños con Asperger's e investigadores han propuesto que la intoxicación por ciertos metales, especialmente el mercurio, está relacionado con los Trastornos del Espectro Autista, el Asperger's incluido en ella. Aún no existe evidencia de la implicación directa de los metales pesados en el desarrollo de estas condiciones, pero es un tema que ha sido polémico y de interés para la comunidad científica en los últimos años. Otra propuesta similar a esta es que los individuos que recaen dentro del espectro autista tienen una tolerancia menor a los metales pesados, y la intoxicación provocada por ellos puede amplificar los síntomas generados por el trastorno del individuo.

- **Vacunas**: Otra teoría altamente polémica es que las vacunas, en específico la triple viral, son causantes directas de trastornos del espectro autista. En específico, se argumenta que el timerosal, un mercurio Esta propuesta se originó cuando el Dr. Andrew Wakefield, junto con otros 12 colaboradores, publicó un estudio que decía demostrar la correlación entre la vacuna triple viral con el desarrollo de características autistas. En su investigación Wakefield realizó estudios en 12 casos que habían sido vacunados y encontró rastros del virus del sarampión (uno de los virus debilitados incluidos dentro de la vacuna) en el tracto digestivo de los niños que presentaban características autistas. Debido a que las características autistas tienden a parecer alrededor del mismo marco de edad en las que se empiezan a aplicar vacunas, algunos partidarios de esta teoría afirman que puede existir una relación entre estas y el Asperger's. Sin embargo, estudios recientes no han encontrado una conexión entre las vacunas y el desarrollo de trastornos autistas. Además de ello, la cantidad de timerosal en las vacunas se ha reducido en la mayoría de las vacunas para reducir la exposición de los niños a todos los tipos de mercurio. A pesar de los nuevos estudios científicos, y reportes de que Wakefield pudo haber tenido un interés económico para publicar y propagar la información de su estudio, aún existe una polémica sobre los derechos individuales a decidir si la aplicación de la vacuna es prudente o no, y muchas personas deciden no aplicarlas a sus hijos en un intento de prevenir el autismo.

- **Educación parental**: Con el desarrollo de la psicología familiar, algunos profesionales también creen que padres con pocas habilidades de educación emocional son más propensos a tener hijos con el trastorno. Leo Kanner mencionó esto en su artículo sobre el autismo en 1943, para él los padres de niños con autismo parecían carecer de afecto el uno hacia el otro y hacia sus hijos. Él remarca que los padres rara vez se involucraban en las actividades recreativas de los niños y las mujeres no "ofrecían el cariño maternal" que debían. A raíz de sus propuestas, veinte años después Bruno Bettelheim promovió la idea de que el trastorno autista era producto de madres que se comportaban frías, distantes, y con constante rechazo hacia ellos. Los puntos de vista de Kanner y Bettelheim inspiraron una mayor investigación, y finalmente estudios modernos han demostrados que no existe un patrón específico de conducta en los padres que promueva el desarrollo de Asperger's u otros tipos de autismo. A pesar de estos descubrimientos, es importante recalcar que el afecto maternal, elogios, y calidad de la relación parental tienen un impacto relevante en la reducción de los problemas de comportamiento que conlleva el Asperger's. Un enfoque parental basado en críticas y desapego puede llevar a comportamientos y síntomas que vuelvan al individuo incapaz de adaptarse socialmente y propenso a agravar su vida personal, sin embargo, esto no significa que esta condición sea causada por malas prácticas parentales.

En resumen, la revelación más importante de esta gran variedad de estudios es que los genes juegan un rol importante en las causas de Asperger's, pero la manera específica en la que interactúan para lograrlo aún no es clara. Además, ningún gen en específico ha sido detectado como el causante de Asperger's. Otras causas, como las enfermedades infecciosas o algún tipo de intoxicación, son probables, pero no existe un estudio contundente al respecto. La mayor causa para el incremento en diagnósticos de Asperger's

3

¿Tienes Asperger's?

SEGURAMENTE A LO LARGO de este libro se te ha venido a la mente alguien que conoces. Quizá tu pareja presenta alguno de los síntomas que hemos mencionado. Probablemente uno de tus compañeros de trabajo se comporta distante y evita las pláticas superficiales. Te preguntarás si estas características similares al Asperger's son, en realidad, una señal de que padece el trastorno. También puede ser, me atrevo a opinar, que hayas detectado alguna de ellas en ti mismo, puede que pienses que tú también podrías tener Asperger's. Entonces, ¿cómo puedes saberlo sin lugar a duda?

En este capítulo te haré una descripción de cómo se diagnostica comúnmente el Asperger's.

. . .

Enlistaré la información que necesitas para determinar si alguien padece el trastorno, los procedimientos para recolectar esa información y cómo se unifica esa información para generar un diagnóstico. Responderé preguntas frecuentes sobre el proceso de evaluación y diagnóstico, así como la veracidad de este, la confianza que puedes poner en el diagnóstico, y las ventajas y desventajas de tener un diagnóstico oficial. Finalmente, te describiré las condiciones mentales que coexisten con el Asperger's, así como las diferencias que este tiene con las condiciones.

Lo primero que tengo que aclararte es que todas las condiciones mentales tienen una distinción específica que las vuelve únicas y distinguibles de otros trastornos, todos tienen síntomas y características propias de su trastorno.

Puede que algunas tengan ciertas similitudes o compartan un par de síntomas, por ejemplo, con la ansiedad que es desorden mental conocida, pero en general, las características que definen una condición específica son independientes de otras condiciones.

Tomando esto en cuenta, es normal deducir que el proceso de diagnóstico del Asperger's debe de ser sencillo y directo.

. . .

Bastaría con observar a una persona y hacer una comparativa con la lista de características únicas del Asperger's, si presenta dichas características entonces debería asumirse que el individuo tiene el síndrome.

Desafortunadamente las cosas no son tan sencillas. Dos profesionales de la salud pueden tener conclusiones distintas después de evaluar a la misma persona, uno de ellos puede concluir que el individuo tiene Asperger's, y el otro refutar este diagnóstico. Si eres alguien que está buscando una respuesta, puede que esto te parezca frustrante, y tendrías razón de sentirte así, pero debo explicarte que esto es algo común, y hay dos razones principales para ello. La primera es que, si observas a un grupo de adultos diagnosticados con Asperger's, notarás que todos piensan, se sienten, y actúan de diferente manera en todos los aspectos de sus vidas, no existen dos casos idénticos de Asperger's, por ende, es lógico que diferentes médicos difieran en el diagnostico positivo o negativo de un individuo, ya que en cada persona se manifiesta en distintas maneras, y en ocasiones estas no son similares a lo descrito en artículos o libros médicos.

. . .

Pongamos el ejemplo de una pareja casada. El Sr. Y la Sra. Pérez han estado casados por cinco años.

El Sr. Pérez es un apasionado de la astronomía, y tiene especial curiosidad por los cuerpos lunares, se compró su propio telescopio para poder observar la luna terrestre, aprendió la historia de cómo fue descubierta, de qué está compuesta, sus diferentes ciclos, y cómo influye en el planeta tierra. Después de haber estudiado toda la información disponible decidió investigar otras lunas, entonces decidió investigar sobre las lunas de Saturno, estudió la composición, nombre, descubrimiento, y densidad de las 53 lunas del planeta. En ocasiones, compañeros del trabajo le hablan sobre sus intereses en las constelaciones, aunque este tema no le interesa remotamente es capaz de escuchar con atención y compartir la emoción de sus compañeros, comparte sus opiniones, y permite al grupo expresa sus opiniones y permite que las otras personas en la conversación también las compartan.

Por otro lado, la Sra. Pérez con frecuencia es descrita como "fría" y "poco empática" por la manera en la que se comporta y trata con las personas, no es capaz de entender lo que sienten otros individuos por la manera en la que se comportan o hablan, incluso tiene problemas con las emociones más básicas como ira intensa, tristeza, o felicidad. Siempre que una persona le comunica cómo se siente, es propensa a arruinar la conversación dando una respuesta factual en lugar de entender los sentimientos de su contraparte.

Su vida privada es un poco más sencilla, no tiene la necesidad de rutinas exageradamente rígidas. Tiene un par de hobbies que utiliza para pasar el rato, pero nada fuera de lo común, ni tiene una hiperfijación con ellos.

Ambos han sido diagnosticados con Asperger's, y puedes observar cómo puede ser fácilmente confundible incluso dentro del mismo espectro autista. En ambos casos, un profesional detectó presentes las suficientes características fundamentales del Asperger's como para emitir el diagnóstico a pesar de la ausencia de otras.

La segunda razón por la cual el diagnóstico del Asperger's es volátil y en ocasiones interpretados incorrectamente es que los síntomas no siempre son precisos. Las señales y características ambiguas de un individuo dan pie a la interpretación por parte de los profesionales de la salud.

. . .

El interés por los cuerpos lunares del Sr. Pérez, su hiperfijación con ellas, y la falta de otros pasatiempos, ¿es una hiperfijación propia del Asperger's? o ¿Es solo una persona con una afición que le apasiona sobremanera? La línea entre trastorno mental y solo ser una persona con pasión y entendimiento de un tema es fina y al mismo tiempo ambigua.

Además, los profesionales de la salud mental tienen que ser cuidadosos con los diagnósticos médicos. Ya mencioné el impacto positivo que han tenido las asociaciones autistas para alentar a la gente a evaluarse. El internet ha sido una herramienta muy importante en la concientización de las masas, sin embargo, también existe una gran cantidad de información errónea acerca de todas las condiciones registradas bajo el espectro autista. Imagina si cada persona que fuera emocionalmente inaccesible fuera inmediatamente diagnosticada con Asperger's u otro tipo de autismo, seguramente es algo que no beneficiaría a aquellos que realmente padecen una condición dentro del espectro.

Recuerda también que otros trastornos, como el TOC y el TEPT (estrés postraumático), tienen ciertas características que pueden interceptarse con los síntomas del Asperger's. Con frecuencia este trastorno y otros tipos de autismo pueden ser diagnosticados incorrectamente en niños y adultos que han sufrido trauma. Esto no solo es dañino para la imagen de las personas con Asperger's, ya que se puede hacer una falsa correlación entre el trauma y el trastorno, sino que afecta de manera directa a los individuos que han sido diagnosticados incorrectamente y no recibirán la ayuda y tratamiento específico para su problema real.

La definición del Síndrome de Asperger's no es completamente precisa. Una vez que todos los factores se toman en consideración la definición puede quedarse abierta a la interpretación y el resultado es una variación en la forma de abordarlo y diagnosticarlo.

La realidad es que el Asperger's es un diagnóstico descriptivo. Como mencioné antes, no existe una prueba de sangre, examen físico, o examen de laboratorio que nos pueda ofrecer un indicador negativo o positivo; los profesionales que diagnostican el Asperger's lo hacen basándose en las señales y síntomas que pueden percibir en el individuo, y que varían de persona a persona, lo que lo puede volver complicado de detectar. Incluso médicos experimentados pueden estar en desacuerdo si un mismo individuo tiene o no Asperger's.

. . .

En general, los diagnósticos del Asperger's se originan de la opinión informada de un profesional de la salud. Es casi imposible saber con certeza que una persona tiene Asperger's, solo es posible afirmar que, con cierto nivel de confianza, lo más probable es que sea Asperger's.

El proceso de diagnóstico

Ya que hemos abordado algunos de los problemas y posibles resultados de un diagnóstico, adentrémonos en el verdadero proceso. ¿Cómo se compone el diagnóstico del Asperger's?

Toma en cuenta que el procedimiento puede variar dependiendo del profesional al que acudas, pero lo que te presento a continuación es un proceso genérico que se puede llevar a cabo. Para empezar, hay que definir si vale la pena llevar a cabo el análisis del individuo. Evaluar el Asperger's toma tiempo y tiene implicaciones económicas grandes. Realmente no hay necesidad de realizarlo si es poco probable que la persona lo presente. Como con cualquier otra condición, solo si se tienen señales claras y existe la presencia de las características o síntomas del Asperger's es que se debe llevar a cabo la evaluación, de otra forma es una pérdida de tiempo y recursos económicos.

. . .

Una vez que se considera prudente llevar a cabo la evaluación, el siguiente paso es responder un cuestionario diseñado para recolectar más evidencia de que el Asperger's se presenta en el individuo.

Cuestionario de diagnóstico

Existen nueve cuestionarios de diagnóstico que han sido desarrollados y se utilizan actualmente para detectar el Asperger's en los adultos. La mayoría requiere que el evaluado indique si está de acuerdo o en desacuerdo con las afirmaciones descritas, estas tienen relación con las características del Asperger's. Algunos ejemplos de cómo se ven estas afirmaciones son:

- Para mí es difícil imaginar lo que sería ser alguien más.
- La frase "Es una persona muy transparente" no me hace sentido.
- Extraño a mis amigos o familiares cuando pasamos mucho tiempo separados
- Es difícil para mí entender cómo se sienten otras personas cuando estamos conversando.
- Me siento muy cómodo(a) saliendo en citas o estando en otras situaciones sociales que involucren a otras personas.

- Es sencillo para mi "leer entre líneas" cuando alguien está hablando conmigo.

Completar una o más de estos cuestionarios puede ayudarte a identificar habilidades, tendencias, y comportamientos que son propios del Asperger's.

Dependiendo de las respuestas que introduzca la persona se puede hacer una comparativa si otros adultos con Asperger's han respondido de una manera similar, o si las respuestas del individuo tienen similitud con lo que comúnmente responden los que padecen este trastorno. Si existe cierto nivel de concordancia, es una señal que se debe continuar con el proceso de diagnóstico.

Si te estás preguntando dónde encontrar un cuestionario similar puedes consultar con un profesional médico. Si no tienes acceso a uno puedes buscar cuestionarios en internet, sin embargo, presta atención a las páginas y su veracidad, algunos sitios web te pedirán pagar para obtener tus resultados, así que es importante que hagas una pequeña investigación sobre la validez del proveedor antes de entregarles tu tarjeta de crédito.

. . .

Estos cuestionarios te indican si la persona tiene características que concuerdan con la descripción del Asperger's, pero no son herramientas de diagnóstico definitivas. No son a prueba de todo, y siempre existe la posibilidad de que la persona esté respondiendo las preguntas con la intención consciente o inconsciente de recibir un resultado específico, sea la presencia o ausencia del Asperger's.

Con frecuencia las personas responden estos cuestionarios basándose en su conocimiento sobre el Asperger's u otros tipos de autismo, lo que han leído, escuchado, o lo que creen que es, por esto, sus respuestas no siempre son honestas o imparciales. Si tú o un ser querido va a realizar este examen es necesario enfatizar que hay que realizarlo de manera honesta; es un gran ejercicio para volverse consciente de las cualidades y características personales, y buscar ayuda profesional si se considera prudente.

Te repito, los cuestionarios de diagnóstico están diseñados para identificar posibles casos del síndrome de Asperger, pero no son sustituto para una evaluación completa. Para llevarla a cabo, un profesional experimentado debe recopilar información de dos aspectos principales: La historia médica, de desarrollo, social, familiar, y académica del paciente; y la manera en la que la persona responde a un acercamiento cara a cara con el razonamiento social, comunicación de emociones, uso del lenguaje, intereses específicos, y la interacción no verbal.

Documentación

Los diagnósticos son más válidos y precisos cuando están basados en diferentes fuentes de información.

Un tipo de fuente pueden ser registros médicos que ofrezcan pruebas de problemas del lenguaje a temprana edad, complicaciones en la coordinación, comportamientos difíciles, o anormalidades físicas. Otra fuente válida pueden ser reportes escolares, tales como los que indican dificultades emocionales y sociales, o un rendimiento académico pobre. Evaluaciones psicológicas, diarios personales, registros o documentos familiares, reportes estudiantiles, evaluaciones de aprendizaje, e historial de empleo también son otras maneras de percibir una potencial presencia del Asperger's. Cualquier documento, video, o reporte que pueda demostrar un patrón de comportamiento o problemas sociales, o la falta de estos, pueden ser vitales para un diagnóstico correcto y acertado.

. . .

Sin embargo, es cierto que alguien que busca una evaluación normalmente no tiene esa cantidad de información a la mano. No es el fin del mundo. Los profesionales están entrenados, especialmente aquellos con experiencia previa, para poder trabajar lo mejor posible con los recursos presentes en el momento de la evaluación, la evaluación tiene muchas maneras de ser realizada gracias a que, como mencioné antes, no es un examen o prueba específica lo que se utiliza para ella. La evidencia escrita, aunque puede ser de mucha ayuda y facilitar el diagnóstico, no es la única manera de confirmar la presencia del trastorno.

Entrevista clínica

Poder tener un contacto directo con el paciente es de gran importancia. Puede ser la diferencia entre un diagnóstico acertado y uno cuestionable. En general, se le solicita al paciente que se hagan evaluaciones o encuentros en tres diferentes sesiones u ocasiones, haciendo énfasis en que estas citas deben de ser de manera presencial.

La primera cita es de conocimiento general sobre la persona, haciendo un enfoque sobre lo relacionado con su vida actual. Es necesario conocer los aspectos importantes de una persona: el estado de sus relaciones personales, la presencia o falta de amigos, compañeros de trabajo, si se encuentra en un matrimonio o tiene una pareja formal, la relación con sus hijos, o cualquier otra persona relevante que pueda influir en su bienestar y con quien interactúe regularmente. Lo más importante de tener esta información es la calidad de vida y de estas relaciones. ¿Sostiene relaciones cordiales con sus compañeros de trabajo?

¿Tiene un buen desempeño laboral? ¿Cuál es su rutina diaria? ¿Tiene, planea, o administra los recursos personales para conseguir sus metas? ¿Está satisfecha con su vida?

Estas preguntas pueden ayudar a definir cuál es la actitud que el individuo tiene hacia la vida, las relaciones, y su ambición hacia el alcance de sus metas, ya que algunas de estas actitudes pueden ser encontradas en personas con Asperger's.

La segunda cita se concentra en el historial de vida de la persona, sobre todo en las etapas tempranas de su vida.

. . .

El comportamiento familiar, experiencias escolares, amistades antiguas, situaciones de empleo y relaciones sentimentales, en desarrollo emocional en su niñez, desarrollo funcional, un posible historial de sus intereses a lo largo de su vida. Incluso si se está intentando diagnosticar a una persona adulta, las características del Asperger's típicamente se empiezan a manifestar en la niñez, este panorama de comportamiento temprano puede ofrecer pistas importantes que apoyen la veracidad del diagnóstico. Por ello, es importante entender el comportamiento social, emocional, familiar, académico, entre otras experiencias relevantes para el desarrollo con el objetivo de aportar mayor documentación a la evaluación.

La tercera, y posiblemente última cita, es para aclarar dudas que pudieron haber surgido durante las primeras dos entrevistas.

El evaluador intentará recolectar más información y conectarla con otros registros adquiridos previamente.

Una vez que todos los datos disponibles hayan sido recolectados, el evaluador explicará el reporte de descubrimientos.

· · ·

Explicar los resultados obtenidos puede hacerse en varias fases. Primero, se explican las características principales del síndrome. No se puede dar una respuesta definitiva, por lo cual puede que el examinador también explique otras variedades de autismo. Si las características que inicialmente se explicaron están presentes en la persona, es bastante probable que padezca el síndrome de Asperger, si una cantidad relevante de características no se presentan en la persona puede que el examinador sugiera otro tipo de pruebas para determinar si es alguna otra condición la que está causando algunos de los síntomas.

Por ejemplo, algunas personas con Asperger's tienen problemas para prestarle atención o aburrirse durante una conversación. Esta característica también es compartida por otros tipos de autismo, el trastorno de déficit de atención, y el trastorno de ansiedad.

También existe la posibilidad de que simplemente no esté escuchando porque la conversación es realmente aburrida, o el ponente no le agrade, la presencia única de este problema no significa que una persona tenga Asperger's. Por ejemplo, mostrarse aburrido con una conversación, y además no comprender que las otras personas tienen una opinión, o quieren hablar de otro tema, puede ser una característica definitiva de Asperger's. Unir las pistas con las características generales es lo que incrementa la veracidad del diagnóstico.

El diagnóstico de una persona con Asperger's requiere que presente lo siguiente:

- Constante dificultad para comunicarse, y entender a otras personas, preferencia por conversaciones unilaterales, poca necesidad por intercambio de ideas o emociones. La persona presenta dificultades para percibir el estado emocional de su contraparte en una conversación.
- Mínimo interés por el contacto social, conversaciones espontáneas, y pláticas superficiales. No está interesada en interactuar con otros sin un objetivo, solo para pasar el rato.
- Comunicación no verbal deficiente, poca capacidad de hacer contacto visual, lenguaje corporal y gestos bizarros, reacciones faciales que parecen estar fuera de lugar.
- Dificultad para desarrollar, mantener, y entender relaciones.
- Rutinas inflexibles como comer la misma

comida, lavarse los dientes de la misma manera, vestirse en el mismo orden, hacer lo posible para evitar cambios en el estilo de vida. Además, la persona reacciona de manera dramática a cambios de temperatura, sonidos, brillo de las luces, o textura de ropa. De la misma manera puede no presentar ningún tipo de reacción ante lo mencionado previamente, incluso si llega a casos extremos.

- Estas características empiezan a surgir en los primeros dos años de vida, aunque los aspectos sociales pueden volverse más aparentes más adelante, durante la niñez.

- Estas características tienen repercusiones claras en sus relaciones, vida laboral, u otras áreas importantes de su vida.

- Hay evidencia clara de que estas características no son causadas por una deficiencia en el ingenio, retrasos de desarrollo, o progreso en general.

¿Qué tan preciso es el diagnóstico?

Existen casos donde una persona no presenta todas las características, en ellos es normal preguntarse si la persona realmente presenta el trastorno o puede estarse confundiendo con algo más, ¿realmente es preciso ese diagnóstico?

. . .

La presencia o ausencia del trastorno es decidida dependiendo de la cantidad de características particulares de la condición presenta el paciente y de la evaluación de cómo estas conductas afectan su vida. Por ejemplo, si hay un individuo que habla de manera bizarra, sin variación en su tono de voz, mecánicamente, casi nunca comprende las bromas ni las indirectas, sus intereses son inusuales y complejos, no puede comprender las creencias de otras personas, tampoco sus emociones y actitudes, tiene una hipersensibilidad a las luces, sonidos, y textura de la ropa, tiene un trabajo de salario mínimo y es aislado socialmente, si juntamos todas estas características podemos con certeza decir que padece Asperger's.

Por otro lado, asumamos que la persona tiene interacciones sociales mutuas, aunque limitadas, no tiene un interés específico en formar un vínculo con otras personas, pero lo intenta, habla de manera normal, y tiene intereses limitados, aunque "dentro de lo común", entonces podríamos decir que un diagnóstico de Asperger's es probable pero no definitivo.

. . .

Un diagnóstico es más certero cuando todas las características están presentes de manera constante y afectan deliberadamente la calidad de vida del individuo.

Además, cuando se utilizan diferentes referentes históricos, como el desarrollo a edad temprana, o historia familiar, añadido a la opinión profesional, evaluaciones estandarizadas, y cuestionarios de apoyo vuelven el diagnóstico más confiable.

Ventajas y desventajas de tener un diagnóstico

Las ventajas de un diagnóstico preciso y confiable son muchas. Puede eliminar la preocupación de que una persona esté severamente enferma mentalmente. Puede apoyar la idea de que la persona tiene dificultades reales que tienen base en una condición médica legítima, y no únicamente es su pereza o poco interés por salir adelante.

Para otras personas que no lo padecen, puede que al escuchar que una persona tiene Asperger's puede generarles un sentimiento de aceptación y apoyo.

Un mejor entendimiento del proceso y dificultades por lo que está pasando esa persona puede llevar a otros a desarrollar una apreciación y respeto por verle superar los obstáculos día a día.

El diagnóstico del Asperger's lleva a caminos de recursos para ayuda y autoayuda, también permite acceso a programas que pueden mejorar la inclusión social y administración emocional. Es más probable que sean aceptados por amigos y miembros de la familia. Finalmente existe una razón sólida que explica los misterios detrás del comportamiento errático, y esto puede llevar a la reconciliación con personas con quien se tuvo problemas previamente.

En las áreas laborales y profesionales, el diagnóstico de Asperger's puede dar acceso a apoyo y recursos que no están disponibles para personas neurotípicas. Los empleadores pueden postrarse más comprensivos ante las habilidades y necesidades de un empleado con problemas si este le comunica sobre su condición. Se pueden hacer modificaciones que acomoden de mejor manera las habilidades disponibles del individuo en cuestión.

Tener un diagnóstico es reconfortante para muchas personas.

Provee una manera de entender por qué alguien

piensa o se siente de manera distinta a los demás. Puede ser emocionante considerar como la vida personal puede mejorar solo con saber exactamente con lo que estás lidiando. Puede haber un sentimiento de validación personal y optimismo, poder deshacerse del sentimiento de estar "defectuoso", ser demasiado raro, o incluso creer que estás loco. Al tener este conocimiento se pueden empezar a tomar pasos hacia una mejor calidad de vida, como por ejemplo unirse a un grupo de apoyo, localmente o en línea, puede generar un sentimiento de pertenencia a una cultura peculiar pero valiosa, y da acceso a los puntos de vista, consejos, y opiniones de otras personas.

Aceptar el diagnóstico es una fase importante en el desarrollo de relaciones sentimentales exitosas. Además, les permite a terapeutas y otros profesionales proveer las opciones de tratamientos óptimas en caso que la persona requiera asistencia.

Un ejercicio que puede ayudar a aceptar la situación es repetir para uno mismo las siguientes afirmaciones:

- No soy defectuoso. Soy diferente.
- No sacrificaré mi valor personal para obtener aprobación social.

- Soy una persona buena e interesante.
- Me enorgullezco de mí mismo.
- Soy capaz de pertenecer a la sociedad.
- Pediré ayuda si la necesito.
- Soy una persona que merece el respeto y la aceptación de otros.
- Encontraré una carrera que se adapte a mis habilidades e intereses.
- Seré paciente con aquellos que necesiten tiempo para entenderme.
- Nunca dejaré de alentarme a mí mismo.
- Me aceptaré por quien soy.

Seguramente ahora te preguntas por las desventajas.

Si bien es cierto que hay algunas, las buenas noticias son que nunca serán más que las ventajas.

Algunas personas reciben el diagnóstico con desaprobación, creyendo que su calidad de vida obligatoriamente se verá afectada y no podrán hacer nada al respecto. Sus oportunidades se han cerrado, no podrán tener relaciones personales, y su vida se verá rodeada de soledad y alienación. Está de más decir que esta es una reacción exagerada y una visión errónea de la vida con Asperger's.

· · ·

Esta suposición no es del todo incorrecta, siempre existe la posibilidad de que las personas alrededor reaccionen de manera negativa o de rechazo hacia una persona con autismo. Al fin y al cabo, aún existen muchos estigmas alrededor de ellos. Esto puede resultar en el daño al autoestima y resentimiento hacia la condición y el diagnóstico.

Otras consecuencias de obtener un diagnóstico es la discriminación que sufren las personas con Trastornos del Espectro Autista. Aunque en la actualidad existen leyes que protegen a los diferentes individuos con algún tipo de retraso o discapacidad, sabemos que la discriminación laboral aún representa un reto para las personas un diagnóstico de Asperger's. La persona puede enfrentarse a problemas de empleabilidad no relacionadas con su capacidad real, sino con la discriminación silenciosa. No todos los procesos de contratación hacen públicas las fases, por ende, es imposible saber cuando la persona fue rechazada por competencias o simplemente por tener un perfil neurológico atípico.

La percepción que algunas personas tienen de las personas con Asperger's puede ser un reto por sí misma.

. . .

Es un prejuicio común creer que las personas con algún trastorno autista son poco propensas a vivir una vida plena, poco sociables, incapaces de tener relaciones y conectarse con las personas, con intereses demasiado bizarros para las personas neurotípicas, y que con frecuencia son egoístas, narcisistas, y con falta de empatía para poder contribuir a la sociedad. Por supuesto, la ironía recae en que esta visión también es egoísta y poco inclusiva, además de ser incorrecta. Es importante tener en mente que alguien con un diagnóstico positivo de Asperger's puede encontrarse con este tipo de mentalidad.

Sobreposición de diagnósticos

Los resultados de los exámenes rápidos que se encuentran alrededor de la red pueden llevar a una persona a creer que tiene Asperger's. De la misma forma, amigos y familiares pueden imaginar que un ser querido tiene Asperger's gracias a lo que leyeron en un artículo o libro. Puede que incluso tú estés cayendo en esta trampa mientras absorbes la información de estos capítulos, sobre analizando cada acción que has tomado, o que alguien cercano a realizado, y te preguntas si podría ser indicación de Asperger's.

. . .

Informarse sobre las características y manifestaciones del trastorno es el primer paso para obtener un diagnóstico y empezar a mejorar el estilo de vida de la persona afectada.

Los libros, artículos, noticias, y conversaciones con otras personas son grandes recursos para ello, sin embargo, el verdadero problema radica en que existen muchas otras condiciones que comparten síntomas con el Asperger's, sobre todo otros trastornos del espectro autista. El mero conocimiento de cómo se siente o piensa una persona no equivale a un diagnóstico definitivo de Asperger's. Existen dos posibilidades cuando un caso así se presenta, la primera es que la persona en cuestión no tenga Asperger's y simplemente sus síntomas se estén confundiendo con ello, o que, en el peor de los casos, los síntomas del Asperger's estén acompañados de otros síntomas, dando indicación de que ambas condiciones están presentes y coexisten aun cuando son distintas en varios sentidos.

Trastorno por déficit de atención e hiperactividad (TDAH)

Las personas con este trastorno tienen dificultades para prestar atención a sus alrededores, se distraen con facilidad, actúan sin pensar en las consecuencias, con frecuencia se olvidan de las cosas, tienen problemas para terminar lo que empezaron, son desorganizados, cambian de actividad rápidamente, tienen mucha energía, y sus habilidades sociales son deficientes.

Muchos de estos síntomas, como puedes observar, se sobreponen con los del Asperger's. Estudios recientes han demostrado que existe una conexión entre los dos. Las investigaciones genéticas han demostrado que ambos trastornos comparten factores de riesgo, y la observación de los datos de distribución y ocurrencia confirman que muchas personas con Asperger's tienen síntomas de TDAH y viceversa. Las imágenes cerebrales también muestran que la estructura del cerebro tiene similitudes en pacientes con ambos trastornos.

Independientemente de ciertas similitudes, los trastornos también tienen diferencias importantes. Las personas con TDAH son conocidos por intentar realizar varias actividades al mismo tiempo, distraerse con facilidad, y ser volátiles con sus intereses y actividades. La incapacidad de mantener la concentración por largos periodos de tiempo es una característica clave de este trastorno y también la que propicia su nombre. Por otro lado, mencionaba antes que las personas con Asperger's tienen intereses fijos que no necesariamente son volátiles, se concentran en una actividad a la vez, y la concentración es tanta que se sumergen en el tema sin que exista la posibilidad de que otras actividades les llame la atención.

Entran en un modo de hiperfijación contrario a la falta de atención que presentan los pacientes de TDAH.

La segunda característica clave del TDAH, que también contribuye al nombre del mismo, es la impulsividad. Las personas con este trastorno realizan acciones sin considerar las consecuencias o resultados de ellas. Actúan impulsivamente y tienen problemas para esperar. Interrumpen, hablan sin pensar, y parecen ser incapaces de controlarse.

Las personas con Asperger's analizan sus acciones con más cuidado. Puede que interrumpan y digan cosas sin importarles la respuesta de sus contrapartes, sin embargo, esto se debe a su incapacidad de comprender la dinámica de la conversación. Por ejemplo, asumamos que una mujer le pregunta su novio "¿crees que me veo gorda con este vestido?" el chico responderá que "sí" independientemente del desorden. En primera instancia que el joven tenga TDAH, lo más probable es que esté consciente que no es una respuesta apropiada, pero al ser "sí" lo primero que se le vino a la mente, fue lo que salió de sus labios.

· · ·

Por otro lado, si el chico tuviera Asperger's, su respuesta "sí" fue sincera, simplemente porque no puede entender que su novia está buscando una respuesta reconfortante, no puede entender por qué hizo esa pregunta si no quería escuchar la respuesta objetiva.

Existe una gran diferencia entre cómo los adultos con TDAH utilizan el lenguaje, y como lo hacen los pacientes de Asperger's. No tienen una deficiencia específica en el uso del lenguaje. Pueden entender la diferencia entre afirmaciones, bromas, habla literal, y habla figurada. Utilizan el tono de voz para comunicar sus intenciones y emociones como las personas neurotípicas.

Recuerda que una de las características principales del Asperger's es la incapacidad para interpretar la comunicación no verbal y los aspectos figurados del lenguaje.

Confunden los comportamientos que pueden ser inapropiados en un contexto con los que son apropiados en contextos diferentes, por lo cual siempre parecen actuar de una manera incorrecta dependiendo de la situación en la que se encuentren. Tiene problemas con interpretar los significados de las expresiones faciales y postura del cuerpo, y tienen un especial déficit en la comprensión de las emociones y su expresión.

Los adultos con TDAH son capaces de entender las situaciones sociales más acertadamente, y toman un rol activo en las situaciones sociales a pesar de su pobre capacidad para mantenerse concentrados en el ponente y sus alrededores.

Son capaces de deducir lo que otras personas están pensando y participan en conversaciones multilaterales de manera más sencilla.

Los adultos que presentan TDAH no tienen dificultades para expresar sus sentimientos de una manera clara y directa, mientras que los adultos con Asperger's no tienen una gran variedad de emociones. Cuando comunican sus sentimientos, usualmente lo hacen en contextos inapropiados.

El procesamiento sensorial también difiere entre trastornos, por ejemplo, los adultos con TDAH procesan las entradas sensoriales de manera normal, es decir que hay poca diferencia con la manera en la que lo hacen las personas neurotípicas. Puede que tengan preferencias sobre de qué manera estimulan sus sentidos como la música, tactos, sonido, y elementos visuales, pero generalmente son capaces de mantenerlos a raya sin sentirse abrumados.

Por otro lado, los adultos con Asperger's tienen preferencias más específicas sobre los estímulos que aprecian y los que les disgustan. Tienden a tener hipersensibilidad a ciertas sensaciones, y por ende hacen lo que esté a su alcance para evitarla.

También recordemos que el Asperger's se caracteriza por intereses, gustos, y rutinas inflexibles. Si tienen gusto por una sensación en específico, buscarán ser estimulados por ella una y otra vez. En general, los sonidos intensos, grandes contrastes de temperatura, e imágenes detonadoras, y ciertos sabores pueden abrumar a una persona con Asperger's.

Trastorno Obsesivo-Compulsivo (TOC)

Las características esenciales del Trastorno Obsesivo Compulsivo (TOC) son pensamientos, impulsos, o imágenes recurrentes y persistentes que con frecuencia son indeseados e intrusivos. Junto con estos pensamientos vienen comportamientos repetitivos o acciones mentales que la persona siente que debe realizar para reducir el estrés o prevenir que algo malo suceda. Las personas con TOC pueden crear una conciencia de su propia enfermedad, saben que los pensamientos son ilógicos, pero no pueden detenerlos ni las acciones que realizan.

Existen muchas maneras en las que se presenta el TOC, por ejemplo, si la persona le tiene un ligero miedo a los gérmenes puede que pase horas desinfectando las superficies donde sienta que podrá infectarse, algunos incluso dejan de utilizar objetos importantes como sus celulares o computadoras porque sus cerebro las convence de que están sucias y corren riesgo de infectarse mortalmente.

Otros repiten comportamientos, dicen nombres o frases una y otra vez, como un ritual de buena suerte, ya que están convencidos que la mala suerte puede llegar de la nada y crear caos en sus vidas. Para reducir su miedo de lastimarse a sí mismos, o a otras personas, tienden a llevar a cabo rituales de revisión. Por ejemplo, revisan tres veces que la puerta principal esté cerrada con seguro, o prenden y apagan las luces varias veces para asegurarse que no explotarán. Otros realizan estas acciones mentalmente, como repetir oraciones en sus cabezas para protegerse de los eventos horribles que pueden suceder, y otros ponen algunos objetos en cierto orden para reducir la ansiedad.

. . .

La repetitividad, frecuencia, e inflexibilidad de estos rituales o rutinas pueden volver este síntoma fácilmente confundible con la tendencia rutinaria del Asperger's.

Ambos individuos tienen comportamientos repetitivos y desaprueban la idea de cambiarlos.

La diferencia radica en la voluntad del individuo para realizarlas, las personas con TOC desean dejar de tener estos comportamientos porque afectan su calidad de vida, mientras que las personas con Asperger's realizan estas rutinas porque las consideran parte importante de su calidad de vida, las consideran la manera correcta de hacer las cosas, o algo que disfrutan hacer.

Los procesos y dinámicas sociales no tienen efecto en una persona con TOC, pueden desarrollarse como miembros funcionales de la sociedad sin un esfuerzo extra, tienen la capacidad de ser empáticos, y entender las normas sociales implícitas. Mientras que las personas con Asperger's pueden tener problemas para realizar esto gracias a su condición.

. . .

Trastorno de ansiedad social

Este trastorno, también conocido como fobia social, ocurre cuando una persona tiene un miedo extremo y poco razonable a las situaciones sociales. Su principal temor es que puedan cometer errores, verse mal, o humillarse frente a otras personas. La intensidad de este trastorno puede variar desde miedo a hablar en público, evitar situaciones sociales lo más posible, hasta completa alienación social.

La incomodidad con respecto a las situaciones sociales es el común denominador entre la fobia social y el Asperger's. Esto conlleva a problemas de comunicación, como falta de contacto visual y problemas para comunicar un punto entendiblemente.

La diferencia entre estas condiciones es que las personas con ansiedad social carecen de confianza en sí mismos y dan por sentado el rechazo de las personas con las que interactúan. Los adultos con Asperger's no necesariamente tienen una baja autoestima o miedo al rechazo, en realidad, tienen problemas para identificar las pautas sociales. Sus comportamientos no se adecúan a las personas y por ende las evitan. Otra diferencia importante es que la ansiedad social tiende a desarrollarse en la edad adolescente y adulta, mientras que el Asperger's comienza a presentarse en la niñez. Aunque existen casos de fobia social en etapas tempranas del desarrollo, esta se presenta con menos frecuencia.

Trastorno esquizoide de la personalidad (TEP)

Las personas que padecen este trastorno procuran evitar las relaciones sociales y pasar el tiempo en solitud. Tienen un rango de emociones muy restringido.

Con frecuencia parecen tener poco interés en el desarrollo de intimidad con otras personas. Sus vidas simulan no tener dirección, y solo viven día a día. Tienen pocos amigos, no son propensos a tener relaciones personales, y tienen problemas en puestos laborales donde es necesario interactuar con otras personas. Son etiquetados como "lobos solitarios".

Una característica remarcable del TEP es que tienen dificultad para expresar su ira, incluso cuando esta está siendo provocada. Actúan de manera pasiva en circunstancias difíciles, no toman decisiones duras, y deciden solo seguir con el flujo de la vida como si carecieran de dirección alguna. La falta de contacto social vuelve esta necesidad de meramente existir más sencilla de llevar a cabo. No obtienen una cantidad significativa de felicidad por interactuar con otras personas.

Seguramente puedes apreciar cómo este síndrome es propenso a confusiones entre los síntomas del Asperger's.

A diferencia de los adultos con Asperger's, las personas con TEP pueden tener interacciones sociales normales si así lo desean, y pueden tener relaciones positivas y duraderas.

No tienen una preferencia específica para los patrones lógicos, y cuentan con la capacidad de entender los aspectos no verbales de la comunicación social.

La manifestación del TEP no surge hasta finales de la adolescencia o en la edad adulta. Una característica importante del Asperger's es que sea capaz de ser detectado o se manifieste durante las etapas tempranas de la niñez.

. . .

Además, las personas con TEP tienen características neurotípicas, a pesar de su timidez e introversión extrema, y dejando de lado su inhabilidad para apegarse emocionalmente, son personas normales.

Trastorno Antisocial de la Personalidad (TAP)

Los individuos con este trastorno no tienen consideración por los derechos de otros. No se adaptan a las normas sociales, ni a la estandarización de la ley. Como resultado con frecuencia destruyen propiedad, roban, acosan a otras personas, y pueden ser muy engañosos. Mienten sin remordimiento y son manipuladores para obtener lo que desea, siendo dinero, sexo, poder, o otras cosas que les generen place personal.

Son irritables y agresivos y se involucran en peleas físicas o realizan actos de agresión (esto puede incluir violencia doméstica).

Son irresponsables financieramente, inestables en su situación laboral, y poco interesados en su integridad física y la seguridad de otros. Pocas veces demuestran arrepentimiento por las consecuencias de sus actos y son indiferentes al dolor que han infringido en otras personas.

· · ·

Culpan a sus víctimas de provocarlos y las vuelven responsables de su propia explotación. Carecen de empatía y son descarados, cínicos, y disfrutan de herir los sentimientos de otros, violar sus derechos, y verlos sufrir.

Su percepción personal es egocentrista y arrogante, y con frecuencia las personas los describen de esta manera. Pueden ser personas carismáticas y con cierta facilidad para las relaciones sociales, intentan impresionar a otros y aparentan ser expertos en numerosos temas.

Puede que en el aspecto superficial se encuentre una ligera similitud entre el TAP y el Asperger's, sin embargo, las diferencias son remarcables.

Las personas con Asperger's son capaces de respetar a otros a pesar de no poder comprenderlos, mientras que las personas con TAP no les prestan importancia a las personas de su alrededor. Los individuos con Asperger's son honestos incluso a niveles que muchas personas considerarían excesivos, mientras que las personas con TAP mienten sin arrepentimiento de hacerlo. Los adultos con Asperger's pueden sentir culpa cuando sus acciones dañan a terceros, por otro lado, individuos con TAP son incapaces de sentir culpa o arrepentimiento. Los adultos con Asperger's son capaces de sentir amor y afecto genuinos.

Trastorno Bipolar

Los adultos que padecen del trastorno bipolar presentan cambios extremos en sus emociones. En ocasiones tienen mucha energía, son sociables, expresan extrema felicidad, tienen alta autoestima, y están "en la cima del mundo", no necesitan gran cantidad de descanso y realizan actividades no importantes o irrelevantes. En otras ocasiones, constantemente están de mal humor, se sienten tristes, vacíos, que no tienen valor como persona, y los abruma un gran sentimiento de culpa. Pueden perder el interés en sus actividades usuales, pasatiempos, así como sus comidas favoritas, y su tristeza puede llegar a niveles tan altos que les generen pensamientos suicidas.

Anteriormente, este trastorno recibía el nombre de maniaco depresivo. La fase maniaca hace referencia a los periodos de alta energía, y la depresiva a las de baja energía. Durante estos periodos puede que no sientan la necesidad de invertir en su interacción social, se retraen, carecen de respuestas emocionales para sucesos personales y pierden interés en las relaciones, sin embargo, su condición emocional son muy diferentes comparados con la de las personas con Asperger's.

. . .

Los aspectos sociales, así como la presencia o falta de relaciones, no surgen del estado de ánimo del paciente, sus
patrones se mantienen constantes y su necesidad de interacción social se mantendrá en el mismo nivel, o con
variaciones normales, a lo largo de su vida. Los cambios
emocionales no son drásticos ni extremos, se mantienen
constantes y estables.

4

Opciones de tratamiento para adultos con Asperger's

LA INFORMACIÓN que te he ofrecido hasta ahora puede haberte servido de prólogo, seguramente la razón por la que empezaste a leer este libro en primer lugar sea para saber qué puedes hacer en caso de que tú o un ser querido presente síntomas de Asperger's. Quieres saber si es posible que una persona con esta condición cambie, y de ser el caso, cómo podría cambiar. Es natural que si compartimos una relación con un individuo queramos ayudarle a vivir con la mayor calidad posible. Así que vayamos al grano, primero te responderé las preguntas que surgen con mayor frecuencia:

¿Tiene cura el Asperger's?

Actualmente, no existe un tratamiento definitivo o manera de revertir el causante del Asperger's.

. . .

Es una condición neurológica, y la tecnología aún no es lo suficientemente avanzada para poder cambiar los procesos cerebrales o modificar la estructura del cerebro que lleva al desarrollo del síndrome.

Esto no significa que un individuo que padezca este trastorno simplemente debe sentarse a esperar que lo peor suceda. Existen diferentes maneras de sobrellevar los síntomas de Asperger's para mejorar la calidad de vida de un individuo. Diferentes métodos terapéuticos han surgido a raíz de la concientización de este síndrome que ayudan a los pacientes a tener vidas plenas, exitosas, y felices a pesar de su limitación neurológica. El esperar una cura absoluta implica que el Asperger's es una enfermedad, y muchas personas desaprueban esta definición. Los trastornos del espectro autista pueden ser considerados como una manera diferente de vivir y pensar, y por ende no necesita ser curada.

Esta condición puede ser comparada con el número 6, una persona neurotípica puede argumentar que ha escrito un número 6, mientras que una persona neurodivergente podrá decir que es un 9 escrito al revés. Esto no significa que la persona que ve el número nueve de cabeza esté incorrecta o defectuosa. Es otra manera de pensar que simplemente no sigue el mismo patrón y lineamientos que las personas neurotípicas.

¿Una persona con Asperger's es capaz de cambiar?

La respuesta corta es sí. El proceso de pensamiento, así como las acciones que lo acompañan, son habilidades que pueden ser desarrolladas y aprendidas. Es posible aprender a pensar y comportarse de manera distinta a lo acostumbrado, incluso alguien con el síndrome. El hecho de que el origen del Asperger's sea neurológico no significa que es una sentencia de por vida, las diferencias pueden ser modificadas para que pueda pensar y actuar diferente.

¿Entonces esto es realmente la cura para el Asperger's? No. Recuerda que no es una enfermedad, puede que los síntomas puedan ser minimizados pero la condición seguirá ahí. Puedes hacer la comparativa con una persona que tenga Daltonismo, el trastorno visual que hace a una persona percibir los colores de manera distinta. Existen anteojos o procedimientos que pueden ayudar a corregir ciertos aspectos de este, pero no es reversible. Solo puedes

ayudar a la persona que lo padece a adaptarse y sobrelle-
varlo de la mejor manera.

¿Cómo puede ocurrir este cambio?

No existe un método único o estándar para poder realizar
este cambio. Todas las personas con Asperger's son distintas, y por ende las repercusiones que este tiene en sus
vidas también difieren de las de otras personas con el
síndrome. Por ejemplo, un profesional psiquiátrico no
puede usar el mismo método de tratamiento para una
persona cuya depresión es reacción a un evento traumá-
tico y a una persona cuya depresión es un síntoma de un
trastorno bipolar. La verdadera manera de ayudar a una
persona con Asperger's es comprender las características
y retos específicos que presenta, con base en esto se puede
desarrollar un plan de acción que adecue a estas necesidades personales.

Aunque un tratamiento "único" es propenso a ser defectuoso, es cierto que existen diferentes principios para
tratar a alguien con Asperger's que deben estar presentes
en los planes de tratamiento. Estos principios base son los
siguientes:

- La comprensión precisa de las fortalezas y
  debilidades psicológicas, sociales, emocionales,

e intelectuales del individuo. Las áreas de su vida donde el Asperger's tiene un impacto tanto negativo como positivo. También es importante definir la gravedad del impacto en dichas áreas, de otra manera será imposible desarrollar un plan de acción con metas de mejora específicas. Un acercamiento preciso al estilo de vida del paciente es necesario para un cambio exitoso.

- Un deseo sincero de cambio por parte del individuo. El proceso de mejora puede ser muy complicado de lo contrario, siendo adultos no hay una manera de imponer un tratamiento, e incluso si se lograra la falta de interés puede llevar al autosabotaje. La motivación propia es la parte más importante del cambio, llevará a realizar los esfuerzos necesarios para hacerlo, volverá la mejora una prioridad en su vida, y asegurará que esta sea lo más permanente posible.

- Conocimiento, entendimiento, y experiencia en el área de adultos con Asperger's. Aunque existen estrategias que se pueden implementar de manera personal, debe ser de interés para el individuo obtener ayuda profesional que pueda canalizar las áreas correctas y específicas, este punto es importante para el éxito del tratamiento.

- El tratamiento debe priorizar dos problemas principales: la habilidad ser empáticos con otros, es decir imaginar cómo piensan y se sienten, y la motivación para analizar y construir sistemas. Una dificultad principal de las personas con Asperger's es predecir los sentimientos, acciones, y pensamientos de otros. En contraste tienen una buena comprensión de los sistemas, reglas, y estructuras que les permite entender cómo diferentes partes pueden trabajar en unisón. Son capaces de hacer esto independientemente de la naturaleza del sistema, sea electrónico, natural, numérico, colecciones, o sistemas abstractos. Las repercusiones de estas características y el impacto que tienen en la vida de la persona deben de ser abordadas a lo largo del tratamiento para poder ayudar efectivamente a un adulto con Asperger's.

- El desarrollo de habilidades de adaptación es una parte importante del proceso. Se debe mantener este punto como una meta consciente y clara. Es la más importante ya que asegurará que el paciente puede llevar una vida equilibrada una vez terminado el tratamiento. Esta meta nos asegura la permanencia y que el individuo no recaerá en errores de comportamiento previos al tratamiento. Es necesario un cambio de comportamiento para poder ver mejoras significativas en la calidad de vida.

¿Cuáles son los primeros pasos en el tratamiento del Asperger's?

Ya que te he resumido la estrategia general para el desarrollo de un tratamiento, te explicaré cómo funciona la personalización del mismo, y el rol que juega el terapeuta en este proceso.

Primero, es necesario hacer la evaluación pertinente para definir si la persona presenta características del Asperger's. Existe la posibilidad de que, si se pide una segunda opinión con otro terapeuta, sea realizado este proceso a pesar de ya tener un diagnóstico. Esto no quiere decir que el primer diagnóstico sea incorrecto, pero puede que no esté al día, o que no haya sido desarrollado con la suficiente cautela para definir un proceso de tratamiento simplemente basándose en él. Sin embargo, puede ser un buen punto de partida, se evalúa el contenido del diagnóstico, pruebas previas, e historiales recabados, lo que el terapeuta considere pertinente lo usará, y llevará a cabo sus propias citas, preguntas, o evaluaciones para generar un reporte más detallado, incluyendo las habilidades y comportamientos actuales de la persona.

También se cuestionará la motivación del paciente para realizar el cambio. Recordemos que este es un aspecto fundamental del proceso. Si la motivación no está presente, puede que terapeuta sugiera ni siquiera llevar a cabo el tratamiento; los profesionales también están preparados y son conscientes del costo y dificultad del tratamiento, si el paciente no está dispuesto a realizar un esfuerzo es mejor no desperdiciar recursos y retomar cuando el individuo desarrolle la voluntad de cambio.

Una vez que se hayan realizado las evaluaciones pertinentes, definido las características, síntomas, y grado de impacto que tiene el trastorno en la vida del paciente, así como las áreas personales que hay que mejorar el profesional puede proceder a formar un plan de mejora, con la ayuda del paciente para definir metas, y métodos para alcanzar esas metas. Un entendimiento y acuerdo mutuo entre paciente y terapeuta es importante, ayudará a mantener la motivación y confianza en el proceso de mejora.

¿Cómo funciona este tratamiento?

A grandes rasgos, hay dos aspectos principales que prioriza el tratamiento. El primero es el desarrollo de habilidades necesarias para entender y responder a lo que otras personas sienten y piensan.

Este punto se enfoca en el centro de la habilidad de una persona para desarrollar relaciones mutuas, duraderas, y plenas con otras personas, no únicamente una comprensión teórica sobre ellas. Si no se tiene la capacidad de ser empático, ni de entender por qué la gente realiza las acciones que realiza, es prácticamente imposible generar una conexión genuina con alguien más.

Tener una habilidad social desarrollada para poder entender las intenciones ajenas, las sutilezas en sus palabras cuando hablan, sus problemas, sentimientos, y referencias a otros temas cuando hablan de manera figurada es de vital importancia para poder convertirse en un individuo que puede aportar y recibir beneficios de una comunidad. Por ello, debe ser un enfoque principal para el proceso terapéutico.

· · ·

El estudio de la relación entre el proceso de comunicación, verbal y no verbal, y las intenciones, metas, y motivaciones para realizar el proceso es el primer paso para conseguir esta meta.

Por ejemplo, si una persona dice "Hoy tuve demasiadas cosas que hacer en el trabajo, vigilar compras, entregar paquetes, administrar la tabla de horarios, me puse muy nerviosa, sentí que se me venía el mundo encima" la frase "venir el mundo encima" es propensa a confundir a una persona con Asperger's, debido a que realizan un análisis lógico de la frase, y no logran entender cómo un planeta millones de veces más grande que un ser humano puede irse encima de él. El ejercicio terapéutico requeriría que la persona con el trastorno entienda que el sentido literal no es significado real, se lleva a cabo un ejercicio de análisis de significado de la frase, y se ofrecen ejemplos de otras instancias donde podría ser utilizada.

Este proceso de análisis de la comunicación es lo que gradualmente incrementará la habilidad de una persona de interpretar y entender las interacciones humanas.

También ofrece un grupo de "respuestas predeterminadas" apropiadas para la situación. Si una persona memoriza los significados y las situaciones, así como las respuestas predeterminadas, se vuelve más fácil saber cómo responder de manera apropiada. Saber que "se me vino el mundo encima" implica un sentimiento de impotencia, frustración, y abrumarse, entonces pueden responder de manera más apropiada "Lamento que haya sido tan duro, seguro sentiste mucha frustración"

Estos estudios de comunicación tienen que realizarse repetitivamente para que pueda desarrollarse de manera intuitiva. No ocurre en una sola sesión. Como cualquiera otra habilidad requiere tiempo, esfuerzo, y constancia para arraigarse y florecer. Una vez que se desarrolla de manera eficiente, puede llegar a un punto donde la terapia y acompañamiento profesional ya no sea necesario.

Algunas intervenciones que los terapeutas pueden llevar a cabo para ayudar a desarrollar esta habilidad son:

- Explicar claramente cómo deben interpretar
  el comportamiento social de otras personas.
  El uso y significado del contacto visual, tono
  de voz, gestos y comunicación no literal,
  como refranes, metáforas, y el sarcasmo
  puede ser enseñado con la misma

metodología que se utiliza para enseñar un lenguaje.

- El monitoreo y corrección del lenguaje verbal, hacer énfasis en el volumen, ritmo, contexto, y situación social.

- Abordar los comportamientos que pueden ser considerados "mal educados", tales como interrumpir a alguien que está hablando, alzar la voz, hacer un berrinche, ignorar, o criticar a otros. Es importante que este tema se aborde de manera positiva y no como crítica hacia el paciente.

- Alentar al desarrollo de una vida social activa, sea de manera personal o en actividades de grupo.

- Hacer énfasis en el impacto que las acciones y palabras del paciente impactan a otras personas, hacer estudios sobre las consecuencias negativas y positivas de los diferentes tipos de interacciones sociales.

- Enseñar a inferir y predecir ciertas situaciones sociales, entender por qué las personas hacen las cosas y anticiparse a sus respuestas y reacciones.

- Ayudar a la persona a adquirir un pensamiento más flexible sobre las motivaciones de otras personas.

El segundo aspecto importante del tratamiento es la práctica de las habilidades mencionadas. Esta es la fase en la que la motivación juega el rol más importante. El estudio teórico es un proceso que las personas con Asperger's pueden disfrutar, sin embargo, la parte práctica significa tomar este conocimiento y utilizarlo en situaciones reales, con personas reales. La simple habilidad no es suficiente para vivir de manera independiente, ser capaz de superar adversidades, controlar emociones, explorar nuevos intereses, o poder resolver problemas. El deseo de mejora es vital.

Los propios miedos, ansiedades, expectativas irreales, pensamientos irracionales, autoestima, y falta de aceptación por parte de uno mismo pueden ser el mayor obstáculo en el camino a una vida feliz y balanceada.

Los factores emocionales y fisiológicos deben ser tratados con igual importancia, de lo contrario el tratamiento no tendrá éxito. La aceptación personal también puede apoyar en este proceso de automotivación, alentar a una persona a reconocer sus capacidades, ventajas, cualidades positivas, e inteligencia puede servir para alentarla, estas cualidades tienen que ser realistas y adaptadas a cada persona, no solo un guión motivacional sacado de un libro de autoayuda. Hacerle recordar que sus fortalezas y debilidades lo vuelven quién es, y que ningún obstáculo es demasiado grande para superar si se tiene la técnica correcta. Alentarle a desarrollar mejores habilidades sociales, empatizar más sencillamente, pensar más flexiblemente, expandir sus rutinas diarias, comunicarse más efectivamente, adaptarse de mejor manera a su vida laboral, familiar, y social y hacerle ver que este esfuerzo solo llevará a una mejor calidad de vida, y que ninguna de estas metas es fantasiosa, todas se han planteado de manera realista y personalizada para el individuo.

Las condiciones psicológicas de la persona también son de suma importancia.

Las personas con Asperger's pueden desarrollar condiciones subyacentes como depresión, ansiedad, fobias, TOC y otros problemas neurológicos que se presentan. No es inteligente ignorarlas y tratar el Asperger's a pesar de ellas, ya que la mayoría solo serán un obstáculo para la mejora, motivación, y constancia. Estos trastornos deben ser descubiertos y abordados para poder identificar sus causas y hacer una propuesta de solución que sea entendible y manejable para el paciente.

Para terminar, el entorno que rodea al individuo también debe de ser favorable para la mejora personal. Ni siquiera las personas con Asperger's viven en una burbuja o debajo de la tierra, tienen familia, amigos, y otros seres que los rodean y forman parte de su círculo social. Si las personas a su alrededor no ofrecen el suficiente apoyo y aliento, constantemente interrumpen, critican, o sabotean los tratamientos para lidiar con el Asperger's, entonces el éxito de este se verá seriamente comprometido. Dejar en claro el tipo de ayuda y apoyo que la persona con Asperger's requiere es crucial para superar los retos que se le imponen.

¿Qué enfoque terapéutico es el mejor?

Existen varias y diferentes maneras de abordar el tratamiento del Asperger's. La que te propongo en este libro es una generalizada y poco específica.

Hay muchos autores que han puesto a disposición del público sus métodos personales para tratar el Asperger's, y ocasionalmente estos profesionales mencionan el impacto positivo de los métodos basados en los principios de la psicología cognitiva.

¿Qué es la psicología cognitiva? Este enfoque de terapia psicológica propone que los pensamientos, sentimientos, y comportamientos están conectados. Alienta a los individuos a resolver sus problemas al identificar y cambiar pensamientos engañosos o de sabotaje, corregir comportamiento problemático, y resolver emociones abrumadoras. Los profesionales de la psicología que utilizan este método toman un rol activo para ayudarles a desarrollar habilidades como mantener una mente abierta, identificar pensamiento imparcial, poder comprender y ver a otros de maneras distintas, y modificar comportamientos.

Este enfoque es utilizado por diferentes líneas de terapia psicológica, tales como la Cognitiva-conductual y la Dialéctica-conductual.

Han demostrado que este enfoque es efectivo para el tratamiento del Asperger's. Puede que un terapeuta proponga este tipo de terapia, puedes estar en calma, es un método real, seguro, y probado.

¿Qué beneficios puede obtener un adulto de la terapia?

Primero que nada, ten en mente que la meta principal de la terapia no es corregir el trastorno, sino ayudar a la persona a tener una vida plena, significativa, y feliz con las herramientas que tiene a su disposición. En este sentido, la terapia del Asperger's no es diferente de cualquier otra terapia psicológica o psiquiátrica, el objetivo es mejorar la calidad de vida del individuo. Para ello, se tienen que aprender a sobrellevar los aspectos que impactan negativamente en estas áreas. La primera ventaja que se puede observar es el aprender a comunicarse efectivamente; aprender a interpretar gestos, expresiones faciales, y tonos de voz para poder expresar intención y significado a través del lenguaje verbal y no verbal.

La comprensión de frases retóricas y figuradas, metáforas, y analogías que servirán como recursos conversacionales. La interpretación del lenguaje corporal de otras personas y como las señales no verbales son utilizadas en la comunicación es una habilidad que puede ser desarrollada y practicada en terapia. Este conjunto de habilidades no solo ayudará a la adaptación social del individuo, sino que también aportará a la creación de relaciones significativas y duraderas.

El área laboral también puede verse beneficiada del tratamiento del Asperger's. La expansión de las ramas de conocimiento que puede adquirir el individuo puede enfocarse a áreas que desarrollen y ofrezcan conocimiento que puede ser valioso para las oportunidades laborales. De la misma manera, se busca que este conocimiento y habilidades vayan de la mano con aquellas que ya posea el individuo o se alineen con la rama laboral en la que ya se encuentra.

. . .

Como se había mencionado antes, un beneficio importante de la terapia es el desarrollo de habilidades sociales.
Contrario a la creencia popular, estas habilidades pueden
ser aprendidas tanto por personas neurotípicas como por
personas con Asperger's y otros tipos de autismo.

Mediante la práctica guiada se puede llegar a desarrollar
una flexibilidad dentro de las situaciones sociales y
contrarrestar la necesidad de aislamiento para evitar
lastimar a otros o a uno mismo. Estos problemas de socia-
lización que tienen raíz en las maneras de interacción de
las personas con Asperger's, y que de la misma manera
son poco comprendidas por las personas neurotípicas, los
vuelven propensos al aislamiento social.

No entender el sarcasmo o humor, o tener dificultad para
realizar contacto visual, reconocer expresiones faciales,
postura corporal, y otras señales no verbales presenta un
obstáculo para poder socializar efectivamente, en especial
en grupos. La modificación de estos comportamientos son
una parte importante del proceso terapéutico.

. . .

La terapia ayuda a estos individuos a obtener una apreciación realista de su persona, aceptar sus cualidades únicas, y reconocer las fortalezas en lugar de castigarse por sus debilidades. Ayuda a reducir la duda y autocrítica e incrementar el éxito social y la autoestima.

¿Se puede apoyar el tratamiento con medicación?

La respuesta es sí, sin embargo, debes tener en cuenta que esto dependerá del terapeuta que esté a cargo del tratamiento. Los psicólogos no tienen un grado en medicina, por lo tanto, no están facultados para recetar medicamento, a pesar de esto puede que te sugieran o recomienden un psiquiatra que pueda evaluar el caso y hacer una receta apropiada. Muchos psicólogos aprecian los beneficios de un medicamento, y alientan el uso de medicamentos como apoyo a ciertos síntomas que puedan ser perjudiciales para el proceso de mejora. Por ejemplo:

- **Antidepresivos**: Algunas características de la depresión son las dudas, confusión, preocupación constante, y bajo autoestima. Estos sentimientos de desesperanza pueden afectar directamente la motivación de la persona, o volver más difícil el proceso de resiliencia después de enfrentar un obstáculo. Los antidepresivos, de la mano con medicamentos contra la ansiedad, pueden ayudar a minimizar estos sentimientos y permitirle a la confianza y aceptación personal regresar, y por ende mejorar la felicidad del paciente. La vida se volverá más sencilla al sentir que los obstáculos pueden superarse y visualizar la felicidad que les espera al final del recorrido.

- **Medicación para la atención**: Muchas personas con Asperger's presentan síntomas similares al TDAH. Los medicamentos de apoyo para la atención, reducción de la impulsividad, eliminación de la desorganización, y problemas de memoria pueden tener un impacto positivo en los pacientes con Asperger's. Estos medicamentos ayudan a un mejor rendimiento laboral y calidad de vida hogareña.

- **Pensamientos intrusivos**: Un caso limitado de pacientes con Asperger's sufren de pensamientos inusuales y comportamientos agresivos que pueden dañarlos. Existen medicamentos que pueden reducir, y en ocasiones eliminar, estas tendencias problemáticas.

Sé que puedo sonar repetitivo, pero siento la necesidad de recordarte que el Asperger's no es un virus, bacteria, o enfermedad. El medicamento por sí solo no puede curar el Asperger's. Su verdadera función es limitar y reducir los comportamientos extremos a niveles manejables y modificables por la terapia psicológica. Al eliminar los mayores obstáculos que puede enfrentar, una persona con Asperger's desarrolla la capacidad de adaptarse, superar, y conseguir beneficios de su condición. Se vuelve consciente que el siguiente paso es una vida plena y feliz.

¿Existen terapias alternativas?

Existen ciertos individuos que no se benefician de una manera significativa por los métodos terapéuticos convencionales. Especialmente en la niñez, el proceso terapéutico puede ser tedioso y agotador, y, aunque el proceso terapéutico no tiene realmente efectos secundarios negativos, muchas personas han buscado apoyo en otros métodos fuera de lo considerado adecuado por los profesionales del área.

Las terapias alternativas se denominan de esta manera gracias a que son terapias que están fuera de las recomendadas y comúnmente usadas en el área médica y psicológica, **no existe suficiente evidencia científica para confirmar o negar el impacto terapéutico que pueden tener**. Aún existe un debate sobre la veracidad de las terapias alternativas, mientras muchos profesionales aseguran que no presentan un riesgo, muchos otros se oponen sobremanera al uso de las mismas. Otros individuos que padecen Asperger's o asisten a alguien con el trastorno proponen que las terapias alternativas no deben ser vistas como un sustituto a la terapia convencional, en su lugar, debe considerarse como una rama complementaria, en los últimos años ha habido un interés especial por este tema, y algunos investigadores se han dado la tarea de realizar estudios científicos para validar el uso de la MCA (Medicina alternativa y complementaria).

A continuación, te describiré algunas de las terapias más famosas y populares entre la población de individuos que padecen trastornos del espectro autista. Sin embargo, debo aclararte que no son remedios mágicos, ni un sustituto para las terapias conductuales y del desarrollo cognitivo, además de ello, algunas de estas alternativas pueden tener efectos nocivos para la salud si son llevadas a cabo de manera irresponsable.

Antes de adentrarte en una terapia alternativa, ya sea para ti o para un ser querido, **es importante que consultes con tu terapeuta, así como el médico de cabecera, si es prudente anexarlas al proceso de terapia existente**, ya que gracias a la falta de investigación científica, no existe aún una dosis estándar o una manera específica para realizar estas terapias, lo cual puede volver propensos a aquellos que se automedican a generar daño a su salud, por esto se deben realizar exámenes físicos frecuentemente para comprobar la integridad física del paciente. Lo ideal es usar estas terapias como complemento y con la aprobación, apoyo, y guía de un profesional de la salud.

Melatonina

Como discutimos antes en este libro, el Asperger's tiene cofactores como la depresión, el TDAH, y la ansiedad.

Muchos de estos trastornos pueden influir en los patrones de descanso de las personas con autismo. Muchos individuos dentro del espectro autista tienen problemas para regular naturalmente sus horarios de sueño. La melatonina es una hormona natural que ayuda a regular el proceso de descanso; un estudio llevado a cabo por la asociación americana Autism Speaks descubrió que el uso de suplementos de melatonina ha tenido un impacto positivo en los ritmos de sueño en niños con autismo.

En el estudio, se encontró que un régimen diario con consumo de suplementos de melatonina ayudó a los niños observados a regular sus horarios de sueño en una sola semana. Los beneficios de este tratamiento duraron más de una semana y de manera aparentemente permanente, los padres también reportaron una mejora en el humor de sus hijos durante el día, y una reducción significativa de sus niveles de estrés.

Sin embargo, la muestra de niños en la que se realizó el estudio es aún relativamente pequeña para tener un resultado contundente. El Dr. Malow, quien estuvo a cargo de realizar el estudio, sugiere que este es el primer paso para realizar un estudio exhaustivo sobre los efectos de la melatonina en la regulación del sueño y, por ende, como un complemento terapéutico para los niños con autismo.

Malow también recomienda consultar con un especialista médico antes de automedicar la melatonina. Primero que nada, los padres deben fomentar estrategias que alienten rutinas saludables de sueño, si el problema persiste se necesita un estudio físico y de salud para comprobar que dicha condición no es subyacente a otro tipo de problema médico.

Los niños que participaron en el estudio fueron evaluados primeramente por un médico, y solo aquellos que presentaban problemas de sueño e insomnio cuando otras condiciones de salud fueron descartadas participaron en este estudio.

Omega 3 y ácidos grasos

Los ácidos grasos son fundamentales para el desarrollo saludable del cerebro. Los suplementos de omega 3 son populares incluso entre personas neurotípicas con algún tipo de deficiencia. Algunos estudios han sugerido que el uso de suplementos de omega 3 pueden tener un efecto positivo en algunos de los síntomas creados por el autismo, como lo son la hiperactividad, los comportamientos repetitivos, y ayudar mejorar la habilidad social.

En 2011, un estudio piloto reclutó a 27 niños para probar una dosis de 1.3g a 3g de omega 3. La mitad de ellos fueron dados un pudín vitaminado, mientras que la otra mitad consumió un pudin sin la vitamina. Después de 12 semanas, aquellos niños que consumieron el suplemento mostraron una mejora sorprendente dentro de la escala de hiperactividad.

. . .

Sin embargo, es importante que los padres y pacientes comprendan que la calidad de la vitamina es importante. Existen opciones limitadas en el mercado, y algunas pueden ser mucho más que solo costosas. Además de ello, aunque el estudio se ve prometedor, es necesario un estudio a mayor escala, y prestar mayor atención a la dosis adecuada de omega 3 necesaria. Si consideras llevar a cabo esta terapia, es necesario que primero consultes a un médico.

Dietas libres de gluten y caseína

El gluten se encuentra generalmente en trigo, y la caseína en los lácteos. Muchos padres de familia aseguran que hubo mejora en sus hijos cuando cambiaron sus dietas a libres de gluten y caseína. Aunque un estudio realizado en el 2010 no encontró una relación directa entre este tipo de restricciones dietéticas, el estudio fue relativamente pequeño, y es posible que algunos subgrupos de niños puedan verse beneficiados de esta estrategia.

La propuesta de mejora con dietas y restricción de alimentos es un área interesante y digna de ser investigada a mayor profundidad.

. . .

Para los padres de familia o personas con autismo que quieran adentrarse en una dieta libre de gluten y caseína se les sugiere primero consultar con un nutricionista, es necesario asegurarse que se está realizando de manera segura y correspondiente a sus necesidades nutricionales.

El gastroenterólogo Kent Williams ofrece un par de consejos para aquellos que quieran implementar esta estrategia:

1. Consultar con un nutriólogo y un profesional de la salud: Es sencillo encontrar dietas en internet, sin embargo, cada cuerpo y proceso de desarrollo es distinto, para asegurar el óptimo ambiente de crecimiento para el infante es necesario asegurarse que está recibiendo los nutrientes necesarios. Algunos alimentos con gluten y caseína también son fuentes importantes de vitamina D, calcio, y zinc.
2. Realiza un historial de consumo previo y durante la dieta, esto ayudará a los profesionales a comparar las condiciones de los niños y definir si existe un riesgo de desnutrición.
3. Establece una manera objetiva de evaluar el progreso del niño: la frecuencia de los

berrinches, pérdida de control emocional, hiperactividad, y problemas de insomnio pueden ser buenos indicadores para percibir una mejora. Este consejo es importante ya que de lo contrario puede tener un efecto placebo en los padres, es decir, pueden creer que está funcionando simplemente porque creen que funcionará.

4. Ten apoyo externo para monitorear estos comportamientos: terapeutas, niñeras, maestros, cualquier persona fuera del ambiente familiar que pueda percibir al niño con una perspectiva fresca y objetiva. Esto es para evitar caer en el efecto placebo o el autoengaño, también ayudará a percibir problemas adicionales con el comportamiento del infante.

5

Vivir con Asperger's

Seguramente con lo que has escuchado sobre el Asperger's, y el impacto que este puede tener en la vida de las personas que lo padecen, quizá llegues a pensar que aquellos desafortunados que viven con esta condición están sentenciados a una vida complicada, difícil, e infeliz.

El enfoque usado en libros, artículos, blogs, y reportajes mediáticos hace énfasis en los obstáculos y complicaciones del Asperger's y pocas veces tienen algo positivo que mencionar.

No es sorpresa que pienses de esta manera, después de todo una vida sin ser capaz de imaginar lo que otras personas piensan y sienten, llena de respuestas inapro-

piadas en situaciones sociales, teniendo intereses específicos y extraños, con problemas de comunicación o
maneras extrañas de realizarla, alta sensibilidad a sonidos,
luces, y otros estímulos no suena como el plan perfecto de
nadie. Cuesta trabajo imaginar que una persona con
todas estas cualidades pueda adaptarse lo suficiente para
convertirse en un individuo productivo, balanceado, y
feliz. Se asume que los adultos con Asperger's viven vidas
insatisfechas y tristes, pareciera que su única opción es
rendirse ante la broma cruel del destino y vivir sus vidas
con las complicaciones que se les fueron asignadas.

Este tipo de pensamiento tiene una lógica errática, una
falsa generalización. Podría compararse con la falsa suposición de que todas las personas pobres viven en constante
sufrimiento por estar faltos de dinero, y que todos los
billonarios tienen una felicidad permanente al adquirir
todo lo que desean. No existe evidencia para confirmar
ninguna de estas afirmaciones, e incluso si se ha recopi-
lado información que puede argumentar lo contrario.

Ahora, tampoco podemos asumir lo contrario y decir que
todas las personas con Asperger's viven una vida de reyes.
En una sociedad que ha sido adaptada para satisfacer y
ser satisfecha por las habilidades, ventajas, y condiciones

de las personas neurotípicas es difícil para individuos con condiciones distintas adaptarse a la perfección.

El mundo está hecho por y para personas "normales", y anexarse a este no siempre es sencillo o exitoso, sin embargo, es imposible existir fuera de una sociedad, somos individuos que dependemos de la cooperación para subsistir. Todos debemos aprender, incluso de nuestros errores, para adaptarnos a las expectativas y presiones sociales. La adversidad es lo único seguro en esta vida. Pero todos tenemos la meta de hacer lo mejor con lo que nos ofrece la vida, superar las adversidades, tomar ventaja de nuestros errores y aprender de ellos para mejor.

Para contrarrestar todos los aspectos que pueden parecer "negativos" del Asperger's, me adentraré en un enfoque que puede hacer relucir muchas características positivas de este trastorno. Te haré ver cómo una persona con Asperger's puede alcanzar el éxito personal y cómo se ve esta propuesta realista, una que puede ser adquirida con esfuerzo por cualquiera que quiera ver el Asperger's como una ventaja en lugar de un obstáculo con el cual lidiar

Intimidad y romance

Es cierto que las relaciones íntimas no son algo sencillo para un adulto con Asperger's. Las relaciones románticas exitosas son el epítome de la comprensión y comunicación efectiva, dos de las áreas naturalmente complicadas para las personas con el trastorno.

Es difícil para ellos entender que la otra persona puede pensar de manera diferente, tener sus propios planes, puntos de vista, y visión del mundo. Es difícil para ellos porque una relación incluye la unión de dos mundos distintos para crear uno nuevo. Cuando se niegan a hacerlo pueden ser percibidos como egoístas, egocéntricos, y desinteresados por los deseos y necesidades de su pareja.

Sus intereses particulares y la hiperfijación con ellos también pueden entrometerse en la interacción con la pareja, los intereses comunes son limitados, y las necesidades de su contraparte se ven opacadas por las suyas. Por ejemplo, la desorganización, falta de administración del tiempo, y distraibilidad pueden volver las tareas diarias, planeaciones conjuntas, y actividades compartidas situaciones frustrantes para su pareja.

· · ·

Los adultos con Asperger's no tienen problema con disfrutar de su propia compañía por tiempos prolongados.

Las conversaciones con sus parejas pueden ser poco frecuentes y su meta principal sea intercambiar información en lugar de disfrutar de la compañía mutua y compartir emociones e intereses mutuos.

Un compañero con Asperger's quiere ser amigo y amante, pero no tiene las nociones correctas de cómo ser alguno de esos dos.

La soledad es una herramienta de recuperación emocional para las personas con Asperger's, y al no tener la capacidad de entender que las personas son distintas creen que esta situación es similar para sus parejas.

A pesar de esto, las personas con Asperger's tienen diferentes fortalezas para ofrecer en las relaciones íntimas, sean románticas o platónicas. Los adultos que presentan el trastorno con frecuencia cuentan con valores, morales, y creencias definidas, y estas pueden fungir como una base sólida para una relación exitosa. Son confiables, enfocados, atentos, e inteligentes. La habilidad para mantenerse concentrados les ayuda a no perder el enfoque a pesar de los problemas que surgen en las relaciones, y quedarse al lado de sus parejas sin importar la gravedad de los inconvenientes. Además de ello, una de las características más relevantes del Asperger's es la paciencia, la cual es un ingrediente vital para una relación exitosa.

En muchos casos, el Asperger's lleva al desarrollo de un sentido infalible de la justicia y la habilidad de manejar el conflicto y desacuerdo con una mente calmada. Esto puede ser debido a que quizá se han encontrado con rechazo y miedo, entre otras situaciones que les han generado un conflicto a lo largo de su vida y se desarrolla como habilidad de supervivencia. Una vida llena de errores, decepciones, y confusión en situaciones sociales los lleva a tomar la iniciativa una vez que la relación ha sido establecida para reafirmarle a su pareja que la honestidad y confianza están disponibles para ella. La fidelidad es importante para alguien que ha superado obstáculos con apoyo externo.

Otra tendencia de los adultos con Asperger's es la habilidad para ser objetivos. A diferencia de muchas personas neurotípicas, que a medida pierden el enfoque gracias a las emociones intensas que puedan llegar a sentir, las personas con el trastorno son capaces de ver y superar los malentendidos, problemas de comunicación, y desacuerdos con una mente objetiva y calmada. Ser capaz de resolver problemas con la cabeza en lugar de con las emociones con frecuencia le ofrece a una pareja la opción de evitar la parte emocional de una pelea, y en su lugar concentrarse en el verdadero objetivo: la solución al conflicto.

Gracias a su gusto por las rutinas y repeticiones, muchos adultos con Asperger's suelen ser predecibles.

Prefieren tener una uniformidad en su vida, sobre todo para ser capaces de entender cómo funcionan y resultarán las cosas. Este es el aspecto de la vida que beneficia la confianza y dependencia en ellos por parte de su pareja. Cabe aclarar que esto también puede ser cuestión de gustos, por ejemplo, si su pareja es alguien que valore la espontaneidad y locura, probablemente un compañero con Asperger's no satisfaga todas sus necesidades, sin embargo, para aquellos que valoran la estabilidad puede generar un sentimiento de calma y poca necesidad de control, están conscientes de qué es lo que pueden esperar de sus parejas y que las cosas sucederán siempre como esperan que sucedan.

. . .

Otro aspecto positivo del Asperger's, especialmente después de haber sido diagnosticado por un profesional, es que existirán problemas que puedan ser fácilmente explicados por el trastorno. Es más fácil perdonar y aceptar las acciones de una persona si estás consciente que no las están haciendo apropósito, este factor incrementa la empatía en ambas partes y ayuda a definir con certeza el origen y naturaleza del problema.

A pesar de las dificultades, cuando ambas partes aceptan el diagnóstico, los malentendidos y la falta de comunicación pueden verse reducidos.

Será más sencillo entender y concordar con los problemas fundamentales de la relación y se empezará una búsqueda de mejora, en lugar de señalar con el dedo y definir culpables.

El aspecto del diagnóstico también ayudará a la pareja sin el síndrome a reducir la culpa que pudieran estar cargando por las dificultades enfrentadas en la relación.

Los compañeros de vida de personas con Asperger's también pueden buscar apoyo y validación en familia, amigos, e incluso otras personas que se encuentren en la misma situación que ellos. Tener una comprensión realista de las fortalezas y debilidades de cada parte en una relación ayuda a reducir la culpa recibida y adquirida. Cooperar para identificar los cambios que mejorarán la calidad de la relación también volverá más sencillo superar barreras de intimidad romántica.

Un terapeuta o profesional para parejas que entienda los retos únicos que presenta el Asperger's en la vida romántica puede ayudar en gran medida a superar los retos que pongan en riesgo la integridad de la relación.

Así como una persona con Asperger's puede llevar una vida plena, aquellos que se embarcan en una vida al lado de ella también deben ser capaces de alcanzar la plenitud y felicidad si entienden las bases principales del trastorno y cooperan para superar los obstáculos característicos del mismo.

Existen un par de consejos que se le pueden ofrecer a un adulto con Asperger's para incrementar la intimidad en sus relaciones:

- Es necesario que comuniques tus ideas,

necesidades, y limitaciones. Así como tú no puedes leer la mente de tu pareja, ella no puede leer la tuya. Si no expresas lo que quieres, lo que te funciona, y lo que te perjudica, tu relación lo resentirá. La comunicación es fundamental para las relaciones exitosas. Promueve el balance, la comprensión, y la cooperación para poder ser funcional.

- Debes expresar tus sentimientos románticos con frecuencia hacia tu pareja. El amor no puede ser únicamente percibido. Debe de ser reafirmado, explícito, y repetido una y otra vez. Si no se expresa explícitamente se vuelve responsabilidad de tu pareja "imaginar" cómo te sientes. La imaginación sin confirmación puede llevar a problemas de comunicación y desacuerdos que eventualmente se volverán un conflicto.

- Debes estar dispuesto a resolver los conflictos, escuchar y entender los puntos de vista, negociar y mantener tu palabra con los compromisos y acuerdos que se realicen como parte de la solución. Todas las relaciones tienen contratiempos, pero si estos no son abordados y discutidos la relación puede verse afectada hasta un punto de no retorno

- El espacio personal es esencial. Tienes derecho

a pasar tiempo por ti mismo. Esto es necesario para equilibrar tu sistema mental, emocional, y sensorial. Sin embargo, ten en cuenta los primeros puntos, tu pareja no puede automáticamente saber que necesitas este tiempo, es necesario comunicarle tus necesidades específicas para que no entienda tu tiempo de soledad como un rechazo o aislamiento de la relación. Ponerles atención a tus necesidades es igual de importante como atender las necesidades de la relación, si no te encuentras bien lo más probable es que la relación tampoco se encuentre saludable.

Si eres una persona neurotípica puede que estés pensando "eso es clave para cualquier relación" si bien es cierto que aspectos como la comunicación, cooperación, y solución conjunta de los conflictos son vitales y necesarios en una relación independientemente de quiénes sean los miembros de ella, recuerda que las personas con Asperger's tienen una limitación neurológica para comprender esto, y que seguramente será necesario poner un esfuerzo extra y ejercer una gran paciencia para ayudar a tu pareja en este proceso de mejora conjunta.

Vida laboral

A pesar de que una de las características del Asperger's es la presencia de habilidades valiosas para el área laboral, poder tener estabilidad en esta rama, y por ende estabilidad económica, es un obstáculo constante para las personas con este trastorno. Algunos estudios han mostrado que entre el 74-86% están desempleados, en puestos laborales que no explotan toda su capacidad, habilidades, y experiencia, de igual manera se encuentran en trabajos que no se adecuan a sus verdaderas habilidades.

Además de ello, los adultos de Asperger's tienen una tasa alta de cambio de trabajos, lo que puede hacer que su historial se vea fragmentado o los haga parecer como poco constantes, y esto afecta el éxito potencial en sus carreras.

Existen diferentes razones para esto:

- Problemas organizacionales y de atención
- Respuestas inflexibles a situaciones laborales emergentes
- Dificultad para lidiar con múltiples tareas
- Poca tolerancia a la frustración

- Falta de regulación emocional
- Comunicación inefectiva con compañeros de trabajo y jefes
- Respuestas extrañas a experiencias sensoriales

Estas dificultades están relacionadas directamente con el hecho de que los ambientes laborales no ofrecen el suficiente apoyo a las personas con Asperger's para sacar lo mejor de sus habilidades y poder dar su mejor desempeño.

A pesar de sus dificultades, los adultos con Asperger's también pueden ofrecer grandes ventajas en el ambiente laboral:

- Tienen una habilidad mayor para detectar desperfectos y errores. La atención al detalle es una de sus principales características, esto se traduce en concentración y perfeccionismo en sus tareas y responsabilidades.
- Cuando la tarea que se les asigna se alinea con alguno de sus intereses su capacidad de concentración es mayor comparada con otros trabajadores neurotípicos.
- Las tareas repetitivas y rutinarias no les generan sentimientos negativos, son capaces de realizarlas sin un agotamiento o necesidad

de cambio, el cual con frecuencia se presenta en personas neurotípicas.

- Tiene la capacidad de absorber grandes cantidades de información compleja y esparcida, pueden reconocer las ideas abstractas y unificarlas en una explicación sencilla sin importar la complejidad del tema.

- Son altamente lógicos, su cerebro trabaja creando sistemas y relaciones para poder explicar el mundo a su alrededor, por ello son capaces de percibir las relaciones humanas por lo que son y reconocer objetos y sistemas de una forma objetiva. Su necesidad y fascinación por los problemas y el proceso para llegar a un resultado alienta su concentración y dedicación. Su motivación para realizar sus tareas es una de las razones por las cuales logran ser exitosos en sus ramas laborales.

Los adultos con Asperger's quieren adaptarse a su ambiente laboral, obtener trabajos dignos y gratificantes, conseguir el éxito en la carrera que escojan y destacar en su rama tal como otros adultos. Puede que tengan complicaciones y retos que vuelven estas metas un poco más complicadas, pero ofrecen una gran cantidad de ventajas como empleados en una gran variedad de trabajos y carreras. Estos beneficios incluyen la habilidad de recordar y procesar grandes cantidades de información, pensar lógicamente, organizar y unificar hechos e información dispar, mantener la concentración en tareas repetitivas, atención al detalle y la solución de problemas.

Algunos ejemplos de personas con Asperger's que han logrado destacar y tener éxito en sus vidas laborales:

1. Alfred Hitchcock
2. Bill Gates
3. Albert Einstein
4. Jane Austen
5. Dan Aykroyd
6. Thomas Edison
7. Daryl Hannah
8. Hans Christian Anderson
9. Thomas Edison
10. Isaac Newton

Como podrás observar, tener Asperger's no es la barrera enorme que aparenta ser. Los adultos con Asperger's tienen muchos aspectos con los que pueden contribuir a la sociedad. No es una excusa para no trabajar o dudar del posible éxito. El Asperger's presenta muchas áreas propensas para el crecimiento, progreso, e innovación, y debe ser percibido de esa manera.

Crianza familiar

Las personas con Asperger's pueden ser buenos empleados, compañeros de vida, y miembros de la sociedad. Entonces, ¿pueden los adultos con Asperger's ser buenos padres? Claro que sí. Tener una condición neurológica no convierte a una persona automáticamente en un mal padre de familia, así como tener Asperger's no te asegura que sin lugar a duda serás un buen padre o madre. El amor incondicional hacia tus hijos, el interés por su desarrollo, y el deseo de protegerlos y ser el mejor padre que puedas son los elementos claves para una crianza exitosa.

Ahora, esto no significa que el camino de la crianza sea sencillo para los adultos con Asperger's.

Uno de los retos más importantes con los que se topan estos padres es la empatía hacia sus hijos.

Incluso las personas neurotípicas en ocasiones tienen problemas para entender que sus hijos son individuos únicos, con sus propias ideas y puntos de vista, y los padres con Asperger's no son una excepción. La incapacidad de entender cómo funciona la mente de sus hijos les supone un obstáculo para lograr ver su verdadera naturaleza. Tienen la tendencia de tratar a sus hijos como adultos pequeños y tienen las mismas expectativas para ellos que tienen para sí mismos. La complejidad e impredecibilidad de los niños hace que identificarse con ellos y entenderlos se vuelva una tarea estresante y complicada la gran mayoría del tiempo. De la misma manera su tendencia a retractarse de las situaciones sociales genera en el hijo un sentimiento de rechazo, confusión, y duda personal; sin siquiera estar conscientes de ello puede que estos padres no tengan la suficiente capacidad emocional para satisfacer las necesidades afectivas y sociales de sus hijos, y con frecuencia proveerán un menor nivel de aceptación, seguridad, amor, y apoyo moral del necesitado por los infantes.

A pesar de ello, una crianza que involucra al menos a un padre con Asperger's puede presentar beneficios potenciales para sus hijos, por ejemplo:

Comunicación directa

En general, los adultos con Asperger's tienen complicaciones para expresar cómo se sienten, pero gracias a esta decadencia en la habilidad de comunicación es que desarrollan una contraparte igual de útil: aprenden a verbalizar lo que piensan que están sintiendo. Aunque suene muy abstracto, racional, y ensayado, al hablar de manera directa el mensaje puede transmitirse con cierta efectividad.

Los niños de padres que tienen Asperger's aprenden, en muchos casos, a esperar la comunicación directa de la situación emocional y relacional de la familia en lugar de esperar, observar, y adivinar las condiciones existentes basándose solo en expresiones faciales de sus padres. Quizá esta habilidad no contribuya tanto al entendimiento de cómo las expresiones se comunican típicamente, pero al menos el hijo logra entender el mensaje que su padre o madre le está intentando comunicar.

Rutinas y organización

Las rutinas son un elemento importante para el desarrollo cognitivo de los niños, obtener a temprana edad la costumbre de tener una rutina, planear, y establecer metas se convertirán en habilidades valiosas para su vida personal y laboral.

Los padres con Asperger's tienen la necesidad de

apoyarse en la regularidad y predictibilidad, tienden a planear a detalle y establecer rutinas para asegurarse que las responsabilidades de la casa sean cumplidas, eficiente y constantemente, esto con frecuencia hace una buena combinación con las necesidades de sus hijos.

Claro, este es solo uno de los posibles resultados. Debemos mantener las expectativas realistas, siempre existe la posibilidad de que esta estructura inflexible pueda llevar a problemas de rebeldía durante la adolescencia, o que el joven futuramente rechace por completo la estructura para su vida adulta. Recuerda que la crianza es un conjunto de estrategias y habilidades, los padres deberán complementar otras necesidades para encontrar un balance que se adapte a sus hijos. Las familias con al menos un padre con Asperger's se benefician de saber exactamente lo que pueden o no pueden hacer, las consecuencias que tendrán al hacerlo, y lo que tienen que hacer para volver a su comportamiento inicial. Esto puede sonar rígido, pero el beneficio es tener claridad en constantemente saber cómo uno debe comportarse y lo que este comportamiento le atraerá.

Honestidad e integridad

. . .

Las personas con Asperger's son considerados extremadamente honestos y con principios de acero. Creen firmemente en decir la verdad y evitar falsas afirmaciones, respetar las reglas, y actuar conforme lo dictan los principios morales y éticos. Ponen énfasis en el ideal de justicia, la repartición justa y equitativa de oportunidades y privilegios.

Esta cualidad tiene un impacto claro y positivo en los métodos de crianza. Padres honestos generan hijos con valores similares, que se apegan a las reglas, se comunican honesta y abiertamente, juzgan en menor cantidad a otros, y tienen un fuerte sentido de la justicia.

Estas habilidades desarrolladas desde una edad temprana pueden ser un gran apoyo para el éxito escolar, laboral, y personal. Las personas con Asperger's pueden educar a empleados confiables, estudiantes honestos, parejas fieles e incondicionales, y personas justas socialmente.

Empatía

· · ·

Te estarás preguntando ¿cómo una persona cuyo problema principal es la incapacidad de ser empática puede crecer hijos con empatía?

En realidad, la dificultad que probablemente experimentaron mientras crecían con esta condición les ayuda a entender los obstáculos que los infantes enfrentan durante su proceso de maduración. Entienden lo que es sentirse rechazado, apartado, y ser la burla, el sentimiento de duda, y de falta de amor. En una manera peculiar, esto los vuelve más empáticos con el proceso natural de desarrollo infantil.

Intereses especiales

Los adultos con Asperger's típicamente tienen una fascinación con ciertos intereses, estos pueden ser colecciones de objetos o la recolección de conocimiento sobre un tema o concepto. Cuando esos intereses se interceptan con los de sus hijos puede generarse un vínculo especial que mejore el crecimiento mutuamente.

Responsabilidad

. . .

Todos los padres, neurotípicos o no, tienen un sentido importante de la responsabilidad, y buscan efectivamente trasmitírsela a sus hijos.

Sin embargo, es importante recalcar que los padres que han crecido con este trastorno, enfrentado dificultades para adaptarse, y sufrido las consecuencias de ser aislado socialmente con frecuencia se toman la vida seriamente.

Esta seriedad puede traducirse a una determinación y sentido claro de la responsabilidad que tienen por sus vidas, su pareja, y las vidas de sus hijos.

Puede que no siempre entiendan la respuesta apropiada para las situaciones difíciles, siempre tuvieron complicaciones para "saber" lo que se debe hacer, pero muchos padres con Asperger's se esfuerzan para tomar las mejores decisiones u ofrecer los comportamientos. Como cualquier otro padre, quieren lo mejor para sus hijos y que vivan una vida plena y feliz. Si tienen deficiencias en un área, invertirán su tiempo en estudiar el problema, las teorías disponibles, las posibles soluciones, el mejor curso de acción, y se esforzarán por implementar soluciones efectivas. Puede parecer que lo hacen de una manera mecánica y sin emoción, pero lo relevante es el esfuerzo que invierten en ello.

Amor

Una de las mentiras más grandes es la afirmación que los adultos con Asperger's no son capaces de amar a sus hijos. Tienen la misma capacidad, y naturalidad, para amar a sus descendientes como cualquier otra persona neurotípica. Si su método de crianza se adecua a sus cualidades personales, así como a las características particulares del trastorno, pueden ser padres dedicados y amorosos. La dificultad que tienen para conectarse con otras personas no debe ser interpretada como falta de interés.

Muchos adultos con Asperger's tienen sentimientos amorosos, y cariñosos que son les resultan difíciles de procesar, entender, y comunicar gracias a la condición neurológica con la que viven. Sin embargo, esta dificultad para vocalizar y articular sus sentimientos no se debe interpretar como la ausencia de estos. Incluso si son incapaces de comprenderlos, aún son capaces de sentir con la misma intensidad que una persona neurotípica. Los sentimientos de amor, preocupación, y adoración existen dentro de ellos y hacen lo mejor para transmitirlos con las habilidades que tienen disponibles.

El reto principal, en esta área, para un padre con Asperger's es aprender a expresar esos sentimientos de manera directa y frecuente hacia sus hijos.

Esto no es una tarea imposible, y si el adulto se ha embarcado en un tratamiento psicológico puede incluso que esta habilidad ya esté desarrollada hasta un punto donde lo único necesario es un poco de afinamiento. Con el apoyo y aliento de sus seres queridos pueden llegar a desarrollar estas habilidades, y, por ende, ser capaces de comunicar emociones positivas.

En un matrimonio o relación a largo plazo donde hay niños involucrados la crianza es un esfuerzo conjunto.

Cuando un solo padre tiene Asperger's puede que la mayor parte de la responsabilidad parental recaiga inconscientemente en la pareja sin el trastorno. Ayudar al adulto con Asperger's a desarrollar habilidades de comunicación emocional no solo beneficiará a sus hijos a largo plazo, sino que ayudará a retirar la responsabilidad afectiva de los hombros de su pareja y beneficiará la cooperación en el proceso de crianza.

Todas las relaciones requieren paciencia, trabajo duro, y comprensión. Y estas cualidades se vuelven aún más relevante cuando una o más personas en el ambiente familiar padecen el trastorno.

Aun cuando parece que las características particulares del Asperger's vuelven a los individuos menos propensos a tener éxito como padres, en realidad, los padres que tienen interés por tener éxito en el área de la crianza pueden lograrlo sin importar sus condiciones neurológicas.

Tener Asperger's es un reto para los padres, pero querer esforzarse y hacer un buen trabajo para sus hijos es la parte más importante en el proceso de crianza.

Salud mental/emocional

Como ya había mencionado, el síndrome de Asperger's con frecuencia viene acompañado de otras condiciones mentales, una de las más comunes es la depresión.

Cuando este trastorno se mezcla con el aislamiento, sole-dad, exclusión social, y el desempleo, que son condiciones a las que comúnmente se enfrentan las personas con Asperger's, puede intensificarse y empeorar la calidad de vida del individuo. Si la salud mental no es adecuada-mente tratada, puede que tenga consecuencias irre-parables.

Un estudio reciente propone que existe una conexión entre la probabilidad de suicidio y la presencia de la condición. Los adultos con Asperger's tienen nueve veces más probabilidad de tener pensamientos suicidas que personas sin Asperger's (Cassidy et al, 2014). Además de ello, el estudio encontró que el 66% de los adultos con Asperger's habían contemplado el suicidio al menos una vez durante su vida, y el 35% planeaban o habían inten-tado un suicidio. Además de ello, los adultos con Asper-ger's que también reportaron sentimientos constantes de depresión tenían una probabilidad cuatro veces mayor a experimentar pensamientos suicidas, y el doble de proba-bilidad de planear o tener un intento de suicidio en comparación con los adultos que padecen el síndrome de Asperger, pero no tienen una condición depresiva subya-cente, ni historial de otras enfermedades mentales. Estas estadísticas han causado preocupación en la comunidad autista, y los seres queridos de estos individuos se están esforzando para generar consciencia sobre este problema.

La depresión no tiene un "efecto especial" en las personas con Asperger's, en realidad sucede como adición a su condición. Es decir, los individuos con el trastorno también buscan eliminar los sentimientos de desolación, dolor, y falta de esperanza que provoca la depresión, incluso si no son capaces de comprender el significado u origen de estos.

Gracias a ello, algunos adultos pueden llegar a consumir sustancias como el alcohol, tabaco, y otras drogas para reprimir estos sentimientos negativos.

El abuso de sustancias es otro tema de interés en los adultos con Asperger's. Investigaciones posteriores demostraron que este no es un problema significativo para ellos, lo que es entendible debido a que estas sustancias tienden a ser adquiridas socialmente, y gracias a su preferencia por mantenerse al margen cuando se trata de interacciones, en general escogen no correr los riesgos que conllevan el uso de sustancias.

. . .

Pero investigaciones modernas proponen un enfoque distinto. En una muestra mucho más grande de adultos, 35% de aquellos con síntomas dentro del espectro autista sufrían de alcoholismo, y el 39% eran usuarios habituales de mariguana. El estudio encontró que estos altos porcentajes se encontraban en una muestra de adultos que padecían de autismo sin un diagnóstico médico. Existe la posibilidad de que un diagnóstico profesional reduzca las probabilidades de recaer en el uso de sustancias. Aquellos con formas de autismo menos graves, incluidos aquellos con Asperger's, y que con frecuencia pueden pasar varios periodos de sus vidas sin ser diagnosticados son más propensos a probar sustancias y, por ende, a desarrollar una adicción.

La salud mental y emocional debe ser importante para todos. Ser neurotípico no te asegura una vida sin enfermedades mentales como la ansiedad, depresión, TOC, o TEPT. Muchos de estos se pueden desarrollar independientemente de la fase de vida en la que se encuentre el individuo. Sin embargo, para aquellos con Asperger's u otros trastornos del espectro autista, estos son aspectos a los que se les debe prestar principal atención. Los riesgos se incrementan si simplemente se ignoran, y las consecuencias de este desbalance neurológico pueden llevar a acciones con efectos permanentes, fatales, e irreversibles.

Conclusión

DESDE EL DESCUBRIMIENTO de este síndrome hasta el día de hoy, los profesionales, la ciencia, y los avances tecnológicos nos han permitido recolectar una basta cantidad de información acerca de cómo se genera, funciona, y trata el síndrome de Asperger. Podemos comprender mucho mejor lo que lo diferencia de otras condiciones dentro del espectro autista, así como otras con síntomas similares como el TDAH, la depresión, retrasos cognitivos del lenguaje y la comunicación, y problemas de aprendizaje.

El incremento de esta información y el esfuerzo conjunto para crear consciencia de los retos que presenta este trastorno también han contribuido al desarrollo de terapias, tratamientos, y otros recursos de apoyo diseñados para fortalecer las habilidades específicas y particulares que el Asperger's tiene para ofrecer.

La exactitud y confiabilidad de los nuevos métodos diagnósticos permiten hacer una mayor distinción entre el Asperger's y otros trastornos similares. Los recursos modernos que la medicina ha desarrollado para estos individuos pueden incluir terapia, grupos de apoyo, consejería profesional, y programas de autoayuda. Estas herramientas son cada vez más accesibles y refinadas para ser más eficaces. Con el esfuerzo conjunto de las diferentes disciplinas que juegan un rol en el tratamiento de esta condición, hoy en día se puede asegurar que una persona con Asperger's puede vivir una vida plena y feliz.

El futuro es prometedor a pesar de las barreras que se presenten, sin embargo, una de las más importantes es la limitada cantidad de recursos, entre los vatos disponibles para personas con Asperger's, que están enfocados y dirigidos a adultos con la condición. Es natural, como personas y sociedad valoramos el cuidado a la juventud vulnerable, y somos incapaces de descuidar sus necesidades. ¿Qué clase de personas seríamos si no enfocáramos nuestros esfuerzos a cuidar los recursos más valiosos que tenemos para el futuro?

· · ·

Pero esta misma pregunta revela una falla en nuestra lógica. Los niños crecen, y el Asperger's no desaparece mágicamente.

Debemos asegurarnos de que esos niños que una vez empezaron un proceso de mejora se mantengan en un buen camino para llevar vidas saludables. Los adultos con Asperger's que reciben la ayuda adecuada pueden obtener los beneficios de las amistades, el matrimonio, la crianza infantil, y la vida laboral como el resto de las personas. Debemos comprender mejor cómo los adultos con Asperger's pueden superar problemas como el TDAH, la depresión, la ansiedad social, y otras condiciones subyacentes que afectan la calidad general de su vida.

Es necesario que el público general también se eduque sobre la presencia de este síndrome de adultos, así como desmentir los mitos y estigmas que lo rodean. Acomodar a estas personas de manera pública o privada para facilitar su transición y adaptación a la sociedad resultará en un impacto positivo a su vida y bienestar. Un ejemplo podrían ser recursos sociales más efectivos, por ejemplo, apoyos laborales y tratamientos para la salud mental.

. . .

El foco principal ha iluminado únicamente los aspectos negativos del Asperger's durante mucho tiempo. Hemos llegado a un punto donde es necesario resaltar las cualidades positivas que estos individuos pueden aportar a la sociedad. Necesitamos reconocer sus habilidades y destrezas y adaptarlas para el beneficio común.

Su capacidad para ordenar, agrupar, y organizar grandes cantidades de información, conocimiento, y otros aspectos necesarios para crear cosas importantes pueden ser de utilidad, pueden ser traducidos en habilidades para identificar relaciones que nadie más podría ver claramente, organizar información que aparenta ser dispersa en una sola fuente concreta y sencilla, y encontrar significado en lugares donde este no es obvio.

Necesitamos apreciar la franqueza, habilidad para hablar con sinceridad, el ser honestos y determinados, su vasta inteligencia, perseverancia, consciencia, y diligencia. Las personas neurotípicas también tienen mucho que aprender de estos individuos.

Debemos valorar que las personas con Asperger's ven y aceptan el mundo como es. Una habilidad que realmente podría ser de mucho beneficio para más de una persona.

Están conscientes de lo que es siente ser diferentes, marginados, aislados, y discriminados. Han experimentado el rechazo social e individual. Entienden que el mundo no siempre debe de aceptar a aquellos que son diferentes.

Las personas en esta situación con frecuencia son vistos de manera sospechosa y tratados con impaciencia. El mundo es duro y más aún para aquellos que no encajan él. Los culpan de cosas que no han hecho solo por sus diferencias, por tener cualidades que la gente no entiende, o por decir lo que la mayoría no se atreven a decir, han lidiado con esto durante toda su vida y han aprendido a aceptar la vasta diversidad que existe en este mundo. Las personas con Asperger's aprecian a otros por quienes son, y no por quienes aparentan ser o aspiran a ser, gracias a que han tenido que atravesar un proceso de autoaceptación ellos mismos.

La manera en la que las personas con Asperger's interpretan el comportamiento de otras personas, la forma en la que predicen lo que las personas harán y cómo perciben su propio comportamiento en relación con otros, estas habilidades les ayudan a mantenerse al margen y evitar saltar a conclusiones, en su lugar son capaces de concentrarse inmediatamente en los hechos que están frente a ellos. Dicha capacidad les permite mantener la calma durante situaciones donde personas neurotípicas podrían verse abrumadas con miedo, pánico, o confusión, entonces pueden analizar el contexto y buscar soluciones justas, sencillas, y objetivas. Esta destreza es útil en más de un aspecto de la vida, y eso es algo que debemos apreciar.

Su preferencia por las rutinas y el orden también es valiosa. Es cierto que no todo en la vida debe estar planeado a cada segundo, sin embargo, nos basamos en la constancia para poder predecir los futuros resultados a situaciones que con frecuencia están fuera de nuestro control. Los seres humanos, en general, necesitamos cierta regularidad y seguridad, si bien existen adictos a la adrenalina y almas libres que afirman no desearla, muchos de nosotros somos conscientes que vivimos en un sistema que requiere de nuestro orden y comportamiento rutinario. No tiene nada malo querer adaptarse a un mundo así, ni querer saber cómo lidiar con tus problemas actuales e incluso los futuros.

En lugar de visualizar el Asperger's como una condición limitante, podemos cambiar el lente y apreciarla como un conjunto de fortalezas específicas y peculiares que acompañan a habilidades y talentos positivos.

· · ·

Si bien nadie desea que un ser querido presente esta condición, no hay necesidad de que sea un escenario fatídico ni una sentencia de infelicidad si se presenta en un ser amado.

Debemos evitar concentrarnos en lo que está mal con las personas con Asperger's, en su lugar podemos apreciar, valorar, y alentar a aquellos que aportan una diversidad interesante a nuestra sociedad.

Es importante para nuestro desarrollo como sociedad reconocer sus fortalezas individuales y aceptarlos por quienes son en lugar de sentir lástima por los retos que enfrentan día con día.

Por supuesto, esto es más fácil dicho que hecho. Es un camino largo para deconstruir las ideas que erróneamente se nos han inculcado sobre estos trastornos. Ya has tomado el primer paso al haber leído este libro, te has informado de sus características, su origen, y su tratamiento, pero ahora debes tomar en cuenta otros argumentos, escuchar a aquellos que proponen que, con aceptación, aliento, apoyo, y apreciación, estos individuos pueden tener mejores resultados y llevar vidas ricas, valiosas, y de utilidad para sociedad.

No podemos cambiarlos, pero al apreciar lo que están haciendo bien, podemos aprender y concentrarnos en lo que debemos hacer bien, al final, todos salen beneficiados.

CPSIA information can be obtained
at www.ICGtesting.com
Printed in the USA
BVHW040350190521
607637BV00005BA/993